Dr. med. Gabi Hoffbauer

Wenn die
Schilddrüse streikt

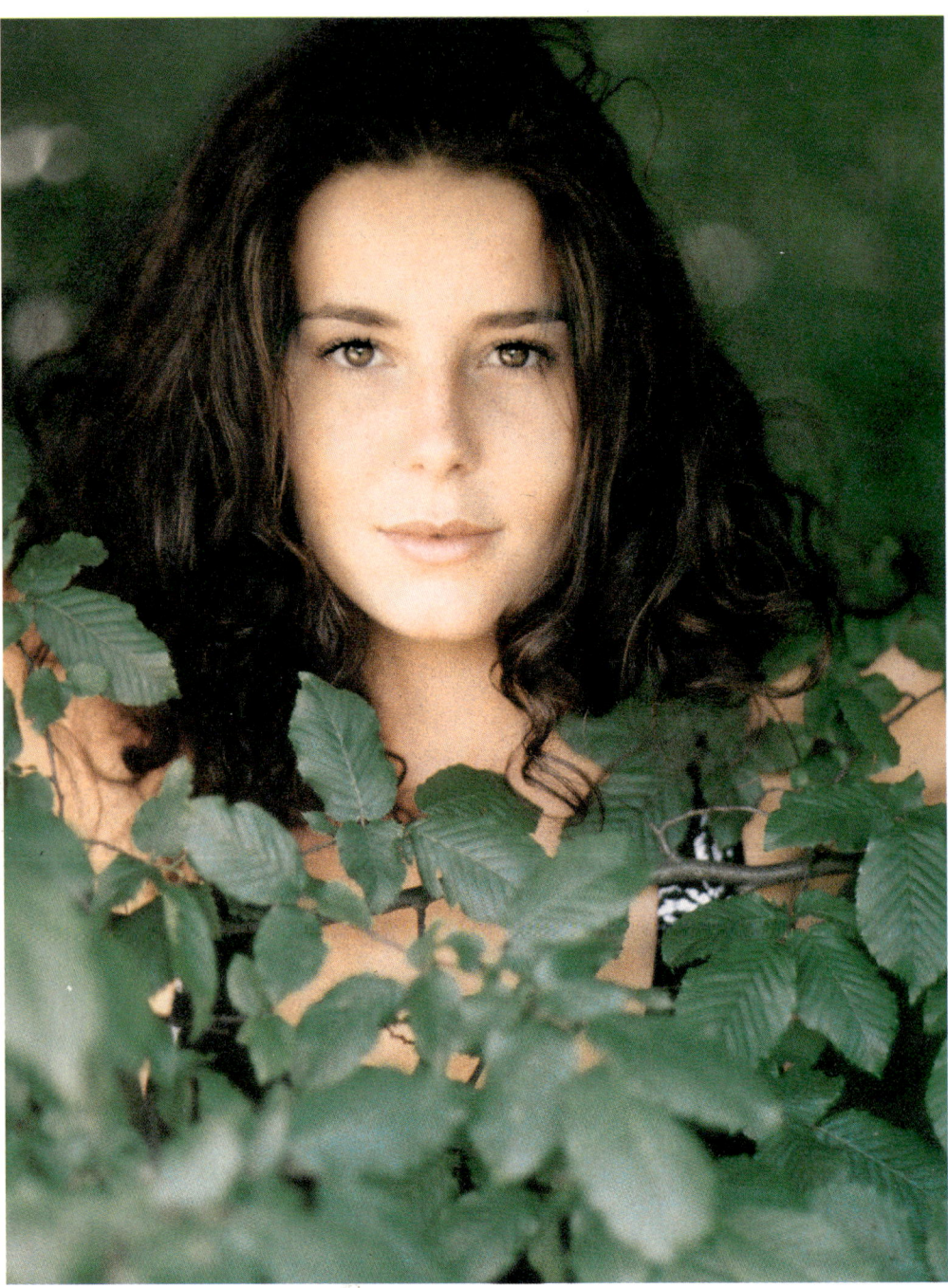

Dr. med. Gabi Hoffbauer

Wenn die Schilddrüse streikt

Ursachen und Risiko-
faktoren erkennen

Die besten Heilverfahren

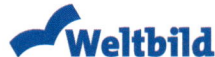

Inhalt

Vorwort 8

Aufbau und Funktion der Schilddrüse 10

Welche Aufgaben hat die Schilddrüse? 10
   Jod – ein wichtiger Nährstoff 11
   Zwei Hormone aus einer Drüse 13

Was die Schilddrüsenhormone im Körper bewirken? 14

Regulation der Schilddrüsenfunktion 16

Mithilfe der Szinthigraphie konnte hier eine gesunde Schilddrüse festgestellt werden.

Diagnostik der kranken Schilddrüse 18

Gezielte Ursachenerkundung 18

Körperliche Untersuchung 19

Untersuchungen im Labor 22
Die TSH-Bestimmung 22
Der TRH-Test 23
Die Schilddrüsenhormone T3 und T4 25
Ausnahmen von der Regel 26
Die Schilddrüsenantikörper 27

Ultraschalluntersuchung der Schilddrüse 28

Ein deutliches äußeres Kennzeichen der Schilddrüsenerkrankung ist ein Kropf, aber auch schon eine deutliche Vergrößerung des Halsumfanges kann auf eine Störung hindeuten. Mehr dazu ab Seite 18.

Inhalt

Was geschieht bei einer Ultraschalluntersuchung? 28
Die eigentliche Untersuchung 29
Zysten und Knoten 29
Knoten in einem Kropf 30

Die Feinnadelpunktion 31
Genauer Befund nach zwei Wochen 32

Die Szintigraphie 33
Radioaktives Jod 34
Aufnahme von Technetium 35
Suppressions-Szintigraphie 36
Weitere Untersuchungsmethoden 37

Wird eine Störung der Schilddrüsenfunktion bzw. eine Erkrankung rechtzeitig behandelt, sind die Heilungschancen in den meisten Fällen günstig. Weiteres zur Diagnostik lesen Sie ab Seite 18.

Die wichtigsten Schilddrüsenerkrankungen 38

Der Kropf (Struma) – lästig und nicht immer harmlos 38
Wann ein Kropf gefährlich werden kann 39
Ursachen und Formen des Kropfes 39
Strumenbeschwerden 41
Untersuchungen der Kropferkrankungen 42
Ultraschalluntersuchung und Szintigraphie 43
So wird der Kropf behandelt 44
Nebenwirkungen der
Levothyroxin-Behandlung 49
Behandlung von Knotenstrumen 50
Kropfoperation 51
Radiojodtherapie zur
Kropfbehandlung 53
Zusätzliche Maßnahmen,
natürliche Heilmethoden
und Hausmittel 53

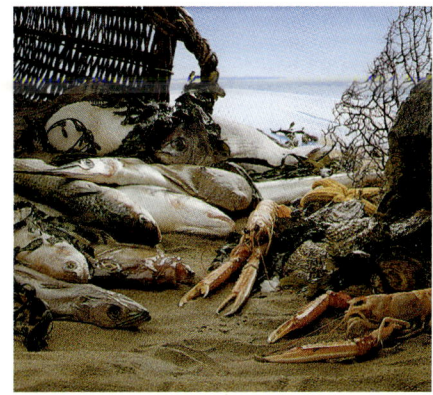

Fisch enthält wertvolles Jod, das den hohen Jodverbrauch des Körpers ausgleichen kann.

Inhalt

Notabene: Veränderungen der Schilddrüse in der Schwangerschaft 54

Vorbeugen ist besser als Heilen 58
Auf jodreiche Ernährung achten 59

Schilddrüsenunterfunktion (Hypothyreose) – von Beruf müde 62
Ursachen und Formen der Hypothyreose   62
Beschwerden bei Hypothyreose 64
Das lebensgefährliche Koma 68
Diagnostik der Unterfunktion 69
Behandlung der Unterfunktion 71
Die richtige Dosierung von Thyroxin 72
Behandlung der latenten Hypothyreose 74
Zusätzliche Maßnahmen, natürliche Heilmethoden und Hausmittel 75
Vorbeugende Maßnahmen 77

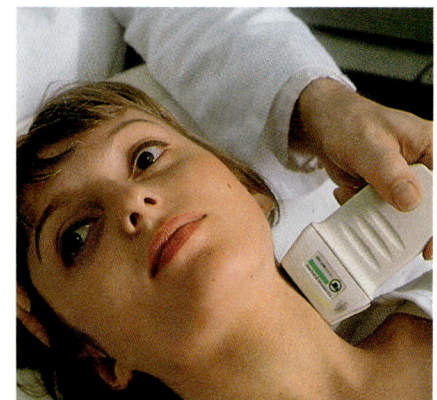

Die Ultraschalluntersuchung ist eine schmerzfreie Methode zur Feststellung einer vergrößerten Schilddrüse.

Schilddrüsenentzündungen (Thyreoiditiden) 77
Akute Schilddrüsenentzündung 77
Subakute Schilddrüsenentzündung (De Quervain-Thyreoiditis) 79
Chronische Schilddrüsenentzündung (Hashimoto-Thyreoiditis) 82
Weitere Formen der Schilddrüsenentzündung 84

Schilddrüsenüberfunktion (Hyperthyreose) – Leben im Zeitraffer 85
Ursachen und Formen 85
Beschwerdenregister 85
Die thyreotoxische Krise 91

Inhalt

Untersuchungsmöglichkeiten 93
Rechtzeitige Behandlung 93

Autonomie der Schilddrüse 97
Hormonproduktion auf Hochtouren ... 97
Ursachenforschung 99
Formen der Schilddrüsenautonomie 99
Häufige Beschwerden 100
Untersuchung 101
Ärztliche Behandlung 102
Zusätzliche Maßnahmen, natürliche
Heilmethoden und Hausmittel 112
Vorbeugen ist günstiger als behandeln 114

**Die Basedow-Krankheit
(immunogene Hyperthyreose)** 115
Ursachen der Basedow-Krankheit 115
Welche Beschwerden treten auf? 116
Laboruntersuchungen 120
Behandlung der Basedow-Krankheit 122
Zusätzliche Maßnahmen, natürliche
Heilmethoden und Hausmittel 130
Zur Vorbeugung 131
Allgemeine Behandlungsmaßnahmen 131
Behandlungsmethoden für
jedes Stadium 132
Behandlung mit Kortison 133
Die Bestrahlung 135
Operative Eingriffe 136

Fachbegriffe von A bis Z 137

Adressen 140

Über dieses Buch 141

Stichwortverzeichnis 142

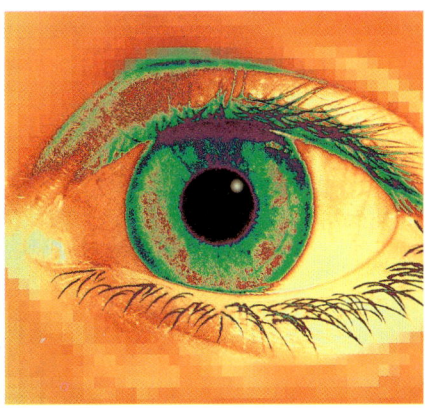

Weit aus den Augenhöhlen tretende Augen sind das charakteristische Symptom der Basedow-Krankheit.

Vorbeugen ist allemal besser als jede ärztliche Behandlung. Durch eine gesunde Lebensweise können Sie für eine störungsfreie Funktion der Schilddrüse sorgen. Tipps und Hinweise dazu ab Seite 58.

Vorwort

Die Schilddrüse ist ein kleines Organ, doch enorm wichtig für die körperliche und geistige Entwicklung des jungen Menschen und für die Gesundheit des Erwachsenen. Etwa 50 Prozent der erwachsenen Deutschen haben eine zu große Schilddrüse, einen so genannten Kropf. In vielen Fällen ist dieser Kropf nicht riesig groß. Er geht zunächst auch selten mit einer Funktionsstörung der Schilddrüse einher. Der Kropf verursacht weder Schmerzen, noch führt er häufig zu anderen Krankheitserscheinungen.

Weite Regionen Deutschlands sind Jodmangelgebiete. Die unzureichende Jodversorgung ist aber die wichtigste Ursache der Kropfbildung – und damit Ausgangspunkt vieler Erkrankungen der Schilddrüse.

Unzureichende Jodversorgung

Manchmal bemerkt man eine Veränderung auch erst, wenn sich der Hemdkragen schlechter schließen lässt. Dann beginnt der Kropf zu stören. Darüber hinaus birgt jede Vergrößerung der Schilddrüse die Gefahr in sich, weiter zu wachsen und nach vielen Jahren eine Störung der Schilddrüsenfunktion auszulösen.

Schuld an der Schilddrüsenvergrößerung ist der in Deutschland verbreitete Jodmangel des Bodens und der Nahrungsmittel. Ohne ausreichende Mengen Jod kann die Schilddrüse nur mit größter Anstrengung genügend Hormone produzieren. Um diese Aufgabe zu bewältigen, nimmt die Schilddrüse an Größe zu – es entsteht ein Kropf. Es wäre ganz einfach, die vielen Kropfbildungen zu vermeiden, wenn man Speisesalz mit ausreichend Jod anreichern würde. Dies ist aber aufgrund der deutschen Gesetzgebung nur sehr schwer durchführbar. Möglicherweise wird sich in Zukunft die Gesetzgebung hinsichtlich der geregelten Jodversorgung ändern, da die Vorschriften in einem zusammenwachsenden Europa einander angeglichen werden.

Auf welche Weise Sie am besten einem Kropf vorbeugen oder wie Sie ihn behandeln können, wenn Sie bereits einen haben, erfahren Sie in den ersten Kapiteln dieses Buches.

Schilddrüsenüber- und unterfunktion

Gemessen an der unglaublich großen Zahl von Menschen, die einen Kropf haben, sind sowohl Schilddrüsenunterfunktion als auch -überfunktion eher seltene Erkrankungen. Dennoch gehören sie gemeinhin zu den häufigsten hormonellen Störungen. Über- oder Unterfunktion bedeutet, dass die Schilddrüse zu viele oder zu wenige Hormone produziert. Je nach Ausmaß der Funktionsstörung geraten durch den Hormonüberschuss oder Hormonmangel nahezu alle Körperfunktionen leichter oder schwerer, manchmal sogar lebensgefährlich, in Unordnung. Da sich diese Hormonstörungen mit der Zeit langsam verschlimmern oder durch äußere Einflüsse plötzlich verstärken können, ist es wichtig, dass der Arzt eine Störung der Schilddrüsenfunktion rechtzeitig erkennt und behandelt. Damit Sie selbst die wichtigsten Symptome der Schilddrüsenfunktionsstörungen kennen lernen und bei Verdacht frühzeitig zum Arzt gehen, beschäftigen sich die weiteren Kapitel mit der Schilddrüsenüber- und -unterfunktion, deren mehr oder weniger charakteristischen Krankheitserscheinungen sowie ihrer Diagnose und Behandlung.

Durch eine Fehlsteuerung der Hormonproduktion in der Schilddrüse werden andere wichtige Körperfunktionen beeinträchtigt. Deshalb auch bei unbestimmten Symptomen oder Beschwerden den Arzt aufsuchen!

Schleichende Entzündungen

Schließlich werden die verschiedenen Entzündungen der Schilddrüse dargestellt, die wiederum mit der Größe und auch den Funktionsstörungen der Schilddrüse eng verwoben sind. Denn der Unterfunktion liegt oft eine unbemerkt und schleichend fortschreitende Entzündung zu Grunde.
Aber auch eine Überfunktion kann durch eine Schilddrüsenentzündung hervorgerufen sein.
Bevor das Buch Sie jedoch über Krankheiten der Schilddrüse, ihre Vorbeugung und Behandlung informiert, lernen Sie die Funktion der normalen Schilddrüse kennen.
Daran schließt sich ein Kapitel mit der ausführlichen Beschreibung der verschiedenen Untersuchungen an. Sie können also auch mitten im Buch zu lesen beginnen, wenn Sie z. B. nur der Verlauf der subakuten Schilddrüsenentzündung interessiert.

Oft ist eine kaum bemerkbare Entzündung für Funktionsstörungen der Schilddrüse verantwortlich.

Aufbau und Funktion der Schilddrüse

Die Schilddrüse ist zwar kein auffallend großes Organ unseres Körpers, doch sie erfüllt viele Aufgaben. So produziert sie die so genannten Schilddrüsenhormone, die einzigen Baustoffe im menschlichen Organismus, die das für uns lebenswichtige Jod enthalten. Diese wiederum sind für den reibungslosen Ablauf vieler Körperfunktionen immens wichtig.

Welche Aufgaben hat die Schilddrüse?

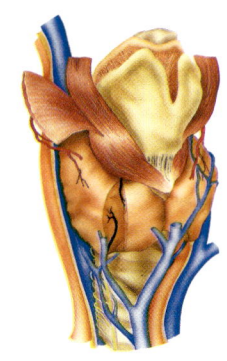

Die beiden – in der Grafik orange gefärbten – Schilddrüsenlappen sitzen unmittelbar unterhalb des Kehlkopfs.

Die schmetterlingsförmige Schilddrüse (Glandula thyreoidea) befindet sich vorne am Hals unterhalb des Kehlkopfes. Sie besteht aus zwei Lappen, die sich rechts und links um die Luftröhre schmiegen und die über eine schmale Brücke (Isthmus) miteinander verbunden sind. Normalerweise ist die Schilddrüse weder von außen sichtbar, noch lässt sie sich ertasten. Bei der Geburt nimmt sie ein Volumen von etwa zwei Milliliter ein, beim sechsjährigen Kind ist sie auf die doppelte Größe angewachsen, bei der erwachsenen Frau beträgt das Volumen beider Schilddrüsenlappen (die schmale Verbindung wird nicht mitgerechnet) maximal 18 Milliliter und beim erwachsenen Mann höchstens 25 Milliliter. Ihren Namen hat die Schilddrüse daher, weil sie mit ihrem oberen Rand bis zum Schildknorpel, einem Teil des Kehlkopfes, reicht.

Im gesunden Zustand lässt sich die Schilddrüse von außen weder erkennen noch mit den Händen ertasten. Erst eine Funktionsstörung führt zu einer Vergrößerung, die als Kropf sichtbar wird.

Betrachtet man die Schilddrüse unter dem Mikroskop, findet man als charakteristische Bauteile eine Vielzahl von Läppchen, die so genannten Schilddrüsenfollikel, deren äußere Schicht von Schilddrüsenzellen (Thyreozyten) gebildet wird. Diese Zellen produzieren die Schilddrüsenhormone, die zunächst in den Läppchen

Ein wichtiger Hormonspeicher

gespeichert und bei Bedarf ins Blut abgegeben werden. Im Innern der Follikel sind die Schilddrüsenhormone an große Moleküle, die Thyreoglobuline, gebunden. Sie bilden eine gelartige Substanz, das so genannte Kolloid. Die Menge an gespeicherten Schilddrüsenhormonen im Kolloid der Schilddrüsenfollikel würde ausreichen, um im Falle eines absoluten Produktionsausfalls den Körper für ganze zwei Monate mit Schilddrüsenhormonen zu versorgen.

Das Kolloid der Schilddrüse speichert das Schilddrüsenhormon so lange, bis es von anderen Körperorganen »abgefordert« wird. Die Speichermenge reicht aus, um den Organismus für zwei Monate zu versorgen.

Jod – ein wichtiger Nährstoff

Schilddrüsenhormone sind die einzigen biologisch aktiven Stoffe im menschlichen Körper, die das Element Jod enthalten. Dieses Jod nehmen wir über die Nahrung zu uns. Es gelangt über die Darmschleimhaut ins Blut und wird dann über einen speziellen Transportmechanismus aus dem Blut in die Schilddrüse aufgenommen. Die Schilddrüsenzellen binden das Jod an Eiweißstoffe, wobei zwei wichtige Hormone entstehen, die entweder drei oder vier Atome Jod enthalten. Das Trijodthyronin ist das Hormon mit drei Jodatomen (tri = drei) und wird in der ärztlichen Alltagssprache vereinfacht T3 genannt. Das Tetrajodthyronin enthält vier Jodatome (tetra = vier), es wird auch Thyroxin oder T4 genannt.

Benötigt der Körper Schilddrüsenhormone, nehmen die Schilddrüsenzellen zunächst die gespeicherten Hormone aus dem Kolloid auf und geben sie dann ans Blut weiter. Damit genügend Schilddrüsenhormone ins Blut und zu den verschiedenen Organen gelangen, ist die Schilddrüse stark durchblutet. Durch jedes Gramm des Schilddrüsengewebes strömt pro Stunde über ein halber

Die Produktion der Schilddrüsenhormone wird von Hypophyse und Hypothalamus gesteuert, den im Gehirn sitzenden »Steuerungsdrüsen«.

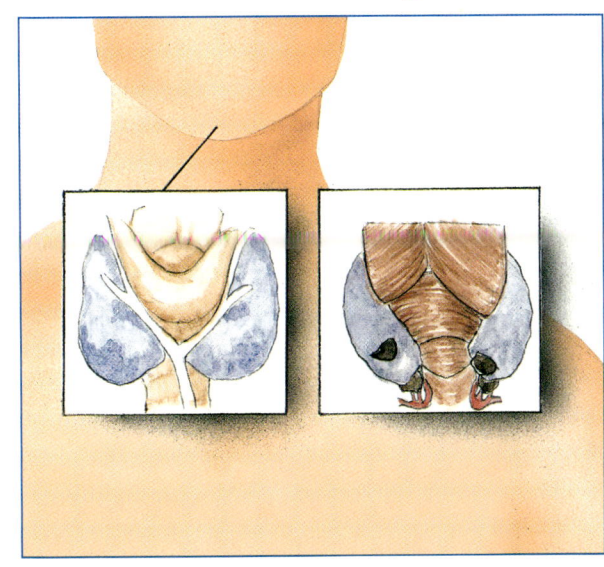

Aufbau und Funktion der Schilddrüse

Was sind Hormone?

Hormone sind für die Kommunikation zwischen den verschiedenen Organsystemen unseres Körpers verantwortlich und tragen so zur Steuerung wichtiger Lebensvorgänge bei.

Hormone sind Botenstoffe, die zur Übermittlung von Informationen zwischen verschiedenen Organen dienen. Zusammen mit den Nerven und dem Immunsystem sorgt das hormonelle (auch: endokrine) System für eine reibungslose Kommunikation der einzelnen Gewebe untereinander. Die Aufgabe des hormonellen Systems besteht vor allem in der Regelung langfristiger Prozesse, wie z. B. des Wachstums und des Energiehaushaltes.

Hormone bewirken z. B., dass der Stoffwechsel funktioniert, sie steuern die Fortpflanzung, und helfen uns, Belastungssituationen durchzustehen.

Hormone werden meist in bestimmten Drüsen produziert, die ihre Botschaften in Form von Hormonen ins Blut abgeben. Auf diesem Wege erreichen die Hormone diejenigen Organe, die aufgrund dieser Botschaft eine Funktion ausführen sollen. Nur diejenigen Organe können die jeweilige Hormonbotschaft verstehen, deren Zellen Bindungsstellen (Rezeptoren) besitzen.

Einerseits können mehrere Organe die gleichen Bindungsstellen für dasselbe Hormon auf ihren Zellen haben. Damit kann ein Hormon verschiedene Körperfunktionen gleichzeitig regeln. Andererseits verfügen alle Zellen über eine Vielzahl von Rezeptoren für ganz unterschiedliche Hormone, die verschiedene, oft auch ganz gegenteilige Wirkungen hervorrufen können.

Der Transport des Schilddrüsenhormons erfolgt über den Blutkreislauf, wo es, an bestimmte Eiweißträger gebunden, zu den Zielorganen befördert wird.

Liter Blut. Bei einer Schilddrüsenüberfunktion ist die Durchblutung nochmals gesteigert, was man beim Berühren der Schilddrüse als Schwirren fühlen kann.

Ins Blut gibt die Schilddrüse T4 und T3 in einem Verhältnis von 20 : 1 ab. Beide Hormone werden im Blut sofort an bestimmte Eiweiße gebunden. Vor allem T4 (Thyroxin) ist zu über 99 Prozent an diese Transporteiweiße gekoppelt. Ihre hormonelle Wirkung können die Schilddrüsenhormone aber nur dann entfalten, wenn sie frei, also ungebunden im Blut vorliegen.

Trijodthyronin und Thyroxin

Biologisch aktiv ist in erster Linie das Trijodthyronin (T3), wohingegen Thyroxin (T4) nur eine ausgesprochen geringe Hormonwirkung besitzt.

Zwei Hormone aus einer Drüse

Damit ist vor allem das Hormon T3 für die Regulation der verschiedenen Körperfunktionen verantwortlich. T4 hingegen stellt eine Art schnell und überall verfügbaren Hormonspeicher dar: Immer, wenn ein Organ des Körpers Schilddrüsenhormone benötigt, spalten seine Zellen aus dem frei im Blut fließenden T4 (Thyroxin) eines der vier Jodatome ab, und es entsteht das biologisch aktive Hormon T3.

Kurz darauf wird die gleiche Menge T4 aus der Eiweißbindung als frei verfügbares Molekül an das Blut abgegeben. Der leere Platz im Speichermolekül durch das freigegebene T4 wird dann bald durch neue T4-Hormone aus der Schilddrüse aufgefüllt, sodass die gebundenen und freien Hormone ständig in gleicher Konzentration vorhanden sind.

Wenn aus dem Hormon Thyroxin durch Abspaltung eines Jodatoms das biologisch aktive Hormon T3 entstanden ist, tritt das abgespaltene Jodatom wieder ins Blut über. Es wird entweder sofort ausgeschieden oder erneut von der Schilddrüse aufgenommen und zur Produktion von neuen Schilddrüsenhormonen verwendet. Dabei bemüht sich der Körper, der unter einem Jodmangel leidet, so viel Jod wie möglich zu behalten und nur geringe Jodmengen auszuscheiden. Diese Reaktion macht man sich bei der

Während das Trijodthyronin (T3) als aktiver Botenstoff für die Regulierung verschiedener Körperfunktionen sorgt, stellt das Thyroxin (T4) gewissermaßen einen eher passiven Vorratsspeicher dar, der im Blut vorhanden ist, und bei Bedarf aktiviert werden kann.

Grad des Jodmangels

Durch die quantitative Bestimmung der mit dem Urin ausgeschiedenen Jodmenge kann man auf den Grad des Jodmangels eines Menschen schließen. Je weniger Jod man im Urin findet, desto mehr Jod muss der Körper einsparen, desto größer ist also der Grad des akuten Jodmangels.

Bestimmung der Höhe des Jodmangels zunutze. In der Zelle wandert das aktive Hormon T3 nun zum Zellkern, bindet sich hier an einen speziellen Rezeptor an und regt von dort aus die Produktion verschiedener Eiweißstoffe an. Diese Substanzen aktivieren wiederum die für die jeweilige Zelle spezifischen Stoffwechselprozesse.

Was die Schilddrüsenhormone im Körper bewirken

Über spezielle Andockstationen – die so genannten Rezeptoren – werden die hormonellen Botschaften in nahezu jede Zelle des Körpers übermittelt. Bleiben die Botschaften aus oder sind sie zu stark, geraten viele Organsysteme aus dem Takt.

Nahezu jede Zelle in jedem Organ des Körpers besitzt Bindungsstellen für Schilddrüsenhormone, die so genannten Rezeptoren, über die hormonelle Wirkstoffe effektiv angreifen können. Das bedeutet, dass diese Hormone in beinahe jeden Lebensvorgang regulierend – das heißt fördernd oder hemmend – eingreifen. Die Wirkungen, die dadurch hervorgerufen werden, sind daher äußerst vielfältig.

Beim heranwachsenden Menschen bewirken die Schilddrüsenhormone zusammen mit dem Wachstumshormon das Knochenwachstum und die Reifung vieler anderer Gewebe. Wie wichtig die Hormone der Schilddrüse hierbei tatsächlich sind, zeigt die Tatsache, dass das Wachstum und die Reifung nicht mehr möglich sind, wenn nur das Wachstumshormon vorhanden ist, die

Regulation durch die Schilddrüsenhormone

Zusammengefasst greifen die Schilddrüsenhormone regulierend ein in:
- Die körperliche und geistige Leistungsfähigkeit
- Das seelische Befinden
- Den gesamten Energiehaushalt des Körpers
- Die Körpertemperatur
- Den Stoffwechsel von Eiweißen, Kohlehydraten und Fetten
- Den Muskelstoffwechsel
- Den gesamten Mineralstoffwechsel
- Viele weitere Hormonsysteme

Kontrollierte Hormonabgabe

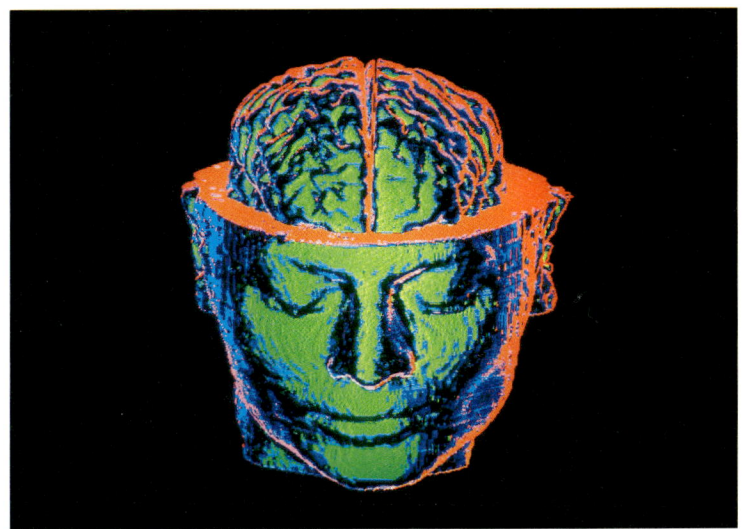

Die Freisetzung der Schilddrüsenhormone T3 und T4 wird durch Kontrollzentren im Bereich des Kleinhirns und der Hirnanhangsdrüse überwacht und bei Bedarf reguliert.

Schilddrüsenhormone aber fehlen. Aber auch ein Überschuss an Schilddrüsenhormonen kann ernsthafte Probleme bereiten, die einer Behandlung bedürfen.

Schilddrüsenhormone – wichtig für die Entwicklung

Ganz unerlässlich sind die Schilddrüsenhormone für die Entwicklung und Ausreifung des Nervensystems. Wird ein Neugeborenes mit einer Schilddrüsenunterfunktion nicht umgehend behandelt, bleiben sein körperliches Wachstum und seine geistige Entwicklung weit hinter denen von Gleichaltrigen zurück. Der daraus resultierende Intelligenzmangel kann anschließend fast nie mehr aufgeholt werden.

Beim Erwachsenen regulieren die Schilddrüsenhormone den gesamten Stoffwechsel: Ein Zuviel dieser Hormone im Blut beschleunigt den Stoffwechsel auf ein krankhaftes Maß. Ebenso ist der Stoffwechsel bei einem Mangel an Schilddrüsenhormonen unnatürlich stark erniedrigt.

Die Wirkung der Hormone wird dabei erst deutlich, wenn die Schilddrüse zu viel oder zu wenig davon produziert. Bei einer Schilddrüsenunterfunktion, bei der nicht genügend Hormone

Die Schilddrüsenhormone sind vor allem deshalb so wichtig, weil sie den Körper mit der aus Kohlehydraten, Fetten und Eiweißen gewonnenen Energie versorgen.

vorhanden sind, laufen all diese Funktionen langsamer ab. Die Überfunktion mit einem Überangebot an Schilddrüsenhormonen bewirkt dagegen eine Beschleunigung dieser Körperfunktionen. Darüber erfahren Sie mehr in den folgenden Kapiteln dieses Ratgebers, in denen die Unter- und Überfunktion der Schilddrüse eingehend besprochen werden.

Regulation der Schilddrüsenfunktion

Damit die Schilddrüse immer die richtige Menge an Schilddrüsenhormonen abgibt, muss ihre Funktion kontrolliert werden. Die Kontrollzentren liegen für die Schilddrüsenhormone – ähnlich wie für viele andere Hormone – in der Hirnanhangsdrüse (Hypophyse) und im Hypothalamus, einem Bereich des Zwischenhirns. Hier wird die Konzentration der Schilddrüsenhormone genau gemessen. Befinden sich zu wenig Hormone im Blut, wird die Schilddrüse dazu animiert, mehr Hormone freizusetzen. Ist der Blutspiegel der Schilddrüsenhormone aber über den normalen Wert angestiegen, wird die Hormonproduktion in der Schilddrüse gebremst. Auch diese Regelung erfolgt wieder über Hormone.

So wie die Schilddrüsenhormone viele andere Lebensvorgänge steuern, wird auch ihre Produktion durch ein anderes Hormon, das TSH, gesteuert.

Misst die Hirnanhangsdrüse einen zu niedrigen Spiegel von Schilddrüsenhormonen im Blut, wird aus dieser Drüse das Hormon TSH (Thyreoidea stimulierendes Hormon, Thyreotropin) ins Blut abgegeben. Dieses Hormon fördert die Aufnahme von Jod in die Schilddrüse, regt sie zu einer vermehrten Hormonproduktion an und veranlasst die rasche Abgabe von Schilddrüsenhormonen ins Blut. Den Anstoß zur Freisetzung von TSH erhält die Hirnanhangsdrüse auch über das Hormon TRH (Thyreotropin Releasing Hormone) aus dem Hypothalamus. Der genaue Mechanismus dieses Regelkreises wurde bisher jedoch noch nicht ausreichend erforscht, sodass exakte Angaben über seine Funktionsweise fehlen.

Der TSH-Spiegel im Blut

TSH reguliert die Schilddrüse

Neben den Schilddrüsenhormonen T3 und T4 bestimmt der Arzt meist auch das Steuerungshormon TSH (Thyreotropin), um eine Schilddrüsenerkrankung zu erkennen. Die Messung des TSH-Spiegels im Blut erlaubt eine genaue Beurteilung der Schilddrüsenfunktion. Diese Bestimmung reicht als einfache Suchmethode im Normalfall aus, um einer Erkrankung der Schilddrüse auf die Spur zu kommen.

Stellt der Arzt einen zu hohen oder zu niedrigen TSH-Spiegel fest, wird er zusätzlich noch die frei im Blut befindlichen Hormone T3 und T4 sowie andere Laborwerte bestimmen und weitere Untersuchungen durchführen. Dadurch gewinnt er ein zusammenhängendes Bild darüber, ob die Schilddrüse normal arbeitet oder ihre Funktion gestört ist. Diese Untersuchungen werden im nächsten Kapitel noch genauer erläutert.

Das TSH nimmt bei der Untersuchung der Schilddrüsenfunktion eine Schlüsselstellung ein.

TSH wird wohl dosiert freigesetzt

Wie viele andere Hormone aus der Hirnanhangsdrüse wird TSH nicht kontinuierlich, sondern stoßweise in kleinen Schüben freigesetzt. Außerdem unterliegt die Freisetzung einem bestimmten Tagesrhythmus: Die größte Menge TSH gibt die Hirnanhangsdrüse um Mitternacht ab, die geringste Menge des Hormons gelangt im Verlauf des Nachmittags in den Blutkreislauf.

Das Hormon TSH bindet an spezielle Bindungsstellen, die so genannten Rezeptoren. Diese befinden sich an der Oberfläche der Schilddrüsenzellen. Durch die Bindung werden im Inneren der Zelle verschiedene Prozesse in Gang gebracht, die wiederum durch zellständige Botenstoffe vermittelt werden.

Vorne am Hals und direkt vor der Wirbelsäule liegen die Lappen der Schilddrüse.

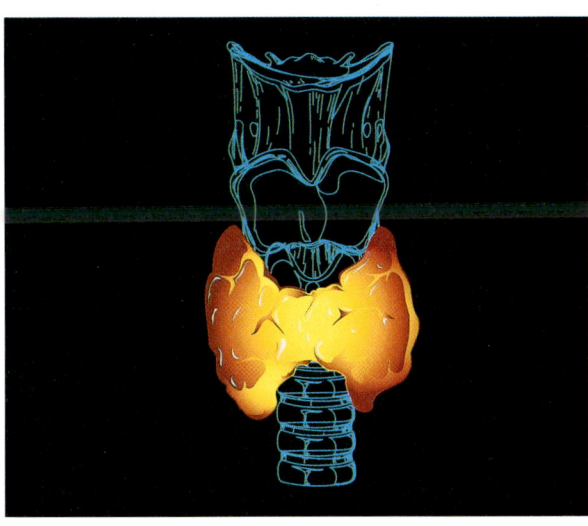

Diagnostik der kranken Schilddrüse

Egal ob Sie eine Zunahme Ihres Halsumfanges bemerkt haben oder unter Symptomen leiden, als deren Ursache der Arzt eine Funktionsstörung der Schilddrüse vermutet, auf jeden Fall wird man verschiedene Untersuchungen durchführen, um die Diagnose abzusichern und Ihnen die richtige Therapie anbieten zu können. Dazu gibt es eine ganze Reihe von Untersuchungsverfahren, die in diesem Kapitel beschrieben werden.

Am Anfang jeder Diagnostik steht die sorgfältige Erhebung der Krankengeschichte, der Anamnese. Dabei ist es sehr wichtig, dass der Patient alle vom Arzt gestellten Fragen umfassend beantwortet.

Gezielte Ursachenerkundung

Zu Beginn jeder Untersuchung führt der Arzt ein Gespräch durch, in dem er nach Ihrem jetzigen Befinden, der Art und dem Auftreten der Beschwerden, nach Begleitumständen sowie nach früheren Erkrankungen von Ihnen und Ihren Blutsverwandten fragt. Manche Ärzte händigen ihren Patienten vor dem ersten Gespräch bereits einen Fragebogen aus, auf dem Sie wichtige Fragen zu Ihren jetzigen Beschwerden und früheren Erkrankungen vorab notieren können. Dennoch wird der Arzt zusätzlich immer noch einmal die einzelnen Punkte mit Ihnen durchsprechen und im persönlichen Kontakt wichtige Einzelheiten in Erfahrung bringen, die auf einem Fragebogen keinen Platz finden. Wenn Sie den Verdacht auf eine Schilddrüsenerkrankung hegen, dann können Sie sich anhand der auf Seite 20 und 21 folgenden Checkliste bereits auf das Gespräch mit dem Arzt vorbereiten. Diese Liste hilft Ihnen auch, diejenigen Punkte anzusprechen, die der Arzt in seiner Anamneseerhebung nicht berührt. Wenn Sie wollen, kopieren Sie sich diese Liste, notieren Ihre Antworten daneben und nehmen sie mit zu Ihrem Arzt.

Die Untersuchung

Auch wenn Sie viele Fragen auf der folgenden Doppelseite mit ja beantwortet haben, bedeutet das noch lange nicht, dass Sie tatsächlich an einer Störung der Schilddrüsenfunktion leiden. Denn es gibt viele andere Erkrankungen, die mit ähnlichen Beschwerden einhergehen. Dennoch sollten Sie auf jeden Fall die Symptome mit Ihrem Arzt besprechen. Er wird sicherlich einen einfachen Labortest durchführen, nämlich den Spiegel des Hormons TSH in Ihrem Blut messen, mit dessen Hilfe er eine Schilddrüsenfunktionsstörung leicht erkennen oder ausschließen kann. Wenn dieser Test einen Hinweis auf eine Störung der Schilddrüsenfunktion ergibt, wird er weitere Untersuchungen einleiten. Wenn Sie eine Zunahme des Halsumfanges bemerkt haben oder an Beschwerden im Halsbereich leiden, reicht ein einfacher Labortest nicht aus. Denn der gibt nur Auskunft über die Schilddrüsenfunktion, lässt aber keine Beurteilung ihrer Form und Struktur zu. Deshalb wird der Arzt in diesem Fall neben den Labortests immer auch eine Ultraschalluntersuchung der Schilddrüse durchführen oder Sie zu diesem Zweck an einen Spezialisten überweisen.

Je nachdem, welche Symptome in Erscheinung treten, kann schon ein einfacher Labortest ausreichen, um eine Funktionsstörung der Schilddrüse zu bestätigen oder auszuschließen.

Körperliche Untersuchung

Nach dem Gespräch wird der Arzt Sie gründlich untersuchen. Dabei betrachtet er die Halsregion im Ruhezustand und während des Schluckens. Er tastet die Schilddrüse ab und achtet dabei besonders auf Größe, Konsistenz, Knotenbildungen, Verhärtungen, Schwirren, Schmerzen und die Verschiebbarkeit der Schilddrüse beim Schlucken. Haben Sie keine Angst, wenn der Arzt sich bei dieser Untersuchung hinter Sie stellt und den Hals von hinten umfasst. Wenn die Schilddrüse vergrößert ist, bestimmt er den Halsumfang mit einem Maßband.
Weiterhin misst er Blutdruck und Puls, betrachtet die Augenregion sowie die Haut am Unterarm, sucht nach Schwellungen an den Beinen und prüft die Reflexe.

Die körperliche Untersuchung erstreckt sich vor allem auf den Halsbereich, umfasst aber auch Augen, Haut und den Bewegungsapparat.

Diagnostik der kranken Schilddrüse

Checkliste für Schilddrüsenerkrankungen

	Ja	Nein
■ Besteht bei Ihnen eine Erkrankung der Schilddrüse? Wenn ja, welche und seit wann?	☐	☐
■ Nehmen Sie Schilddrüsenmedikamente ein?	☐	☐
■ Wurde Ihre Schilddrüse in der Vergangenheit schon einmal mit Medikamenten behandelt? Wenn ja, mit welchen?	☐	☐
■ Nehmen Sie andere Medikamente ein? Wenn ja, welche?	☐	☐
■ Ist Ihre Schilddrüse schon einmal mit einer Radiojodtherapie behandelt worden?	☐	☐
■ Wurde Ihre Schilddrüse schon einmal operativ behandelt?	☐	☐
■ Leidet jemand in der Familie (Blutsverwandte) an einer Schilddrüsenerkrankung? Wenn ja, woran genau?	☐	☐
■ Ist Ihre Schilddrüse früher schon einmal untersucht worden (Labortests, Ultraschalluntersuchung, Szintigraphie)?	☐	☐
■ Wurde bei Ihnen in letzter Zeit eine Röntgenuntersuchung mit Kontrastmitteln durchgeführt?	☐	☐
■ Haben Sie eine Zunahme Ihres Halsumfanges bemerkt? Sind Ihnen die Hemd- bzw. Blusenkragen in der letzten Zeit zu eng geworden?	☐	☐
■ Haben Sie Beschwerden im Bereich des Halses, z. B.		
• ein Enge- oder Druckgefühl im Hals?	☐	☐
• das Gefühl, als bleibe Ihnen etwas im Hals stecken?	☐	☐
• Schwierigkeiten beim Schlucken?	☐	☐
• Schmerzen im Halsbereich?	☐	☐
• Luftnot?	☐	☐
• eine heisere Stimme?	☐	☐
• einen Knoten im Halsbereich?	☐	☐
■ Seit wann bestehen diese Beschwerden?	☐	☐

Sie können diese Checkliste kopieren, ausfüllen und zum Arztbesuch mitnehmen. Lassen Sie sich Zeit, um die Fragen gründlich und gewissenhaft beantworten zu können.

Aus Angst davor, der Arzt könnte eine bösartige Veränderung feststellen, beschönigen viele Menschen ihre Symptome. Je eher aber die Behandlung beginnt, umso größer sind die Heilungschancen.

Der Fragebogen

Checkliste für Schilddrüsenerkrankungen

	Ja	Nein
■ Haben Sie Beschwerden an den Augen, z. B.		
• geschwollene Lider?	☐	☐
• leicht tränende Augen?	☐	☐
• hervorgetretene Augen?	☐	☐
• gerötete, juckende Bindehäute?	☐	☐
• Sehen Sie manchmal etwas verschwommen/doppelt?	☐	☐
• Brauchen Sie bei Sonnenschein eine Sonnenbrille, weil Ihre Augen lichtempfindlicher geworden sind?	☐	☐
■ Frieren Sie leicht? Ist Ihnen Kälte ein Gräuel?	☐	☐
■ Ist Ihnen leicht zu warm? Meiden Sie die Hitze?	☐	☐
■ Haben Sie in der letzten Zeit (ungewollt) ab- oder zugenommen? Wie viel Kilogramm in welchem Zeitraum? Ist Ihr Appetit dabei gut oder schlecht?	☐	☐
■ Haben Sie auch in Ruhe immer einen hohen Puls (über 80 Schläge pro Minute)?	☐	☐
■ Bemerken Sie ab und zu einen unregelmäßigen Puls?	☐	☐
■ Leiden Sie in letzter Zeit unter Haarausfall?	☐	☐
■ Neigen Sie zu Verstopfung?	☐	☐
■ Haben Sie ungewöhnliche Schwellungen am Körper bemerkt?	☐	☐
■ Haben Sie eine trockene, schuppige Haut?	☐	☐
■ Schwitzen Sie viel?	☐	☐
■ Haben Sie oft kalte Hände und Füße?	☐	☐
■ Sind Sie nervös und reagieren schnell gereizt?	☐	☐
■ Haben Sie, z. B. beim Treppensteigen, ein Schwächegefühl in den Beinen?	☐	☐
■ Fühlen Sie sich häufig müde, und sind Sie schnell erschöpft?	☐	☐
■ Fehlt Ihnen manchmal der Antrieb, sind Sie lustlos geworden?	☐	☐

In speziellen Fällen wird der Arzt noch weitere Fragen nach Ihrem Befinden stellen, um das Bild der Anamnese abzurunden.

Beantworten Sie auch alle weiteren Fragen Ihres behandelnden Arztes ehrlich und umfassend, damit der richtige Therapieansatz gewählt werden kann.

Er wird Sie auch auffordern, die Hände mit gespreizten Fingern auszustrecken, um ein feines Zittern nicht zu übersehen. Zum Ausschluss anderer Krankheiten wird er sicher auch noch Herz und Lunge abhören, den Bauch abtasten und weitere Untersuchungen durchführen. Dabei achtet er auch darauf, ob Sie eher nervös oder ruhig sind, ob Sie schnell mit hoher oder langsam mit tiefer Stimme sprechen. Und er nimmt viele andere Eindrücke von Ihrem gesamten Befinden auf und fügt sie zu seinem ersten Bild Ihrer möglichen Erkrankung hinzu. Aus all diesen Informationen ergibt sich meist schon eine Verdachtsdiagnose, die der Arzt mit weiteren Untersuchungen abklären wird.

Untersuchungen im Labor

Ganz wichtig ist, dass der Mensch nicht an Laborbefunden gemessen und beurteilt werden kann. Jeder Laborwert muss daher zusammen mit den Beschwerden und anderen Befunden in Einklang gebracht werden, bevor voreilige und dann oft falsche Schlüsse gezogen werden.

Die TSH-Bestimmung

Das Thyreoidea stimulierende Hormon (TSH) reguliert die Produktion der Schilddrüsenhormone. Seine Gehaltsbestimmung im Blut erlaubt also eine indirekte Messung der Schilddrüsenfunktion.

Die einfachste Laboruntersuchung, um eine Störung der Schilddrüsenfunktion festzustellen, ist die Bestimmung des TSH-Wertes im Blut.

Die Schilddrüsenfunktion wird durch die Hirnanhangsdrüse kontrolliert. Befinden sich zu wenige Schilddrüsenhormone im Blut, setzt die Hirnanhangsdrüse das Hormon TSH (Thyreotropin) frei. Dieses Hormon regt die Schilddrüse zur Mehrproduktion von Schilddrüsenhormonen an. Registriert die Hirnanhangsdrüse hingegen einen zu niedrigen Spiegel der Schilddrüsenhormone im Blut, stoppt sie die Ausschüttung von TSH, und die Schilddrüse fährt ihre Hormonproduktion herunter. Liegt der Spiegel der Schilddrüsenhormone im normalen Bereich, dann ist auch der TSH-Wert im Blut normal.

Die Normalwerte

Der TSH-Wert

Die Bestimmung von TSH ist heute so genau, dass dieser Test ausreicht, um eine Funktionsstörung der Schilddrüse zu erkennen. Liegt der TSH-Wert im Normbereich, dann funktioniert die Schilddrüse normal, das bedeutet, sie produziert die richtige Menge an Schilddrüsenhormonen. Ein normaler TSH-Wert schließt eine Funktionsstörung der Schilddrüse weitestgehend aus. Ist der TSH-Wert dagegen erhöht, besteht wahrscheinlich eine Unterfunktion der Schilddrüse. Ist er erniedrigt, liegt eine Schilddrüsenüberfunktion vor. Daneben gibt es noch verschiedene andere Ursachen für einen erhöhten oder erniedrigten TSH-Wert, die aber sehr selten sind, weshalb hier nicht näher darauf eingegangen wird.

Der Normbereich für TSH liegt zwischen 0,3 und 4,0 Mikrogramm/Milliliter. Ein normaler TSH-Spiegel bedeutet aber nicht, dass Ihre Schilddrüse vollkommen gesund ist; er bedeutet nur, dass Sie nicht an einer Über- oder Unterfunktion der Schilddrüse leiden.

Dieser Wert gibt nur Aufschluss über die Schilddrüsenfunktion, sagt aber nichts über ihre Struktur aus. Bei den meisten Menschen mit einem Kropf, selbst wenn er sehr groß und knotig verändert ist, findet der Arzt einen normalen TSH-Wert ebenso wie normale Spiegel der Schilddrüsenhormone T3 und T4. Deshalb muss die Schilddrüse nicht nur bezüglich ihrer Funktion, sondern immer auch hinsichtlich ihrer Struktur untersucht werden. Zu diesem Zweck dient die Ultraschalluntersuchung, die auf Seite 28 bis 31 genau beschrieben wird.

Auch wenn ein normaler TSH-Wert eine Funktionsstörung der Schilddrüse mit einiger Sicherheit ausschließt, heißt das noch nicht, dass das Organ wirklich gesund ist. Seine Struktur kann durchaus beeinträchtigt sein – trotz normaler Hormonproduktion.

Der TRH-Test

Früher hat man in den Fällen, in denen der TSH-Wert im Grenzbereich zwischen Normalwert und krankhaftem Wert lag, den TRH-Test durchgeführt. Dadurch konnte man letztlich sicher entscheiden, ob eine gestörte Schilddrüsenfunktion vorliegt oder nicht. Heute ist die TSH-Messung so fein und genau, dass man fast immer auf den TRH-Test verzichten kann.

Das Zwischenhirnhormon TRH animiert die Hypophyse zur Herstellung von TSH.

Diagnostik der kranken Schilddrüse

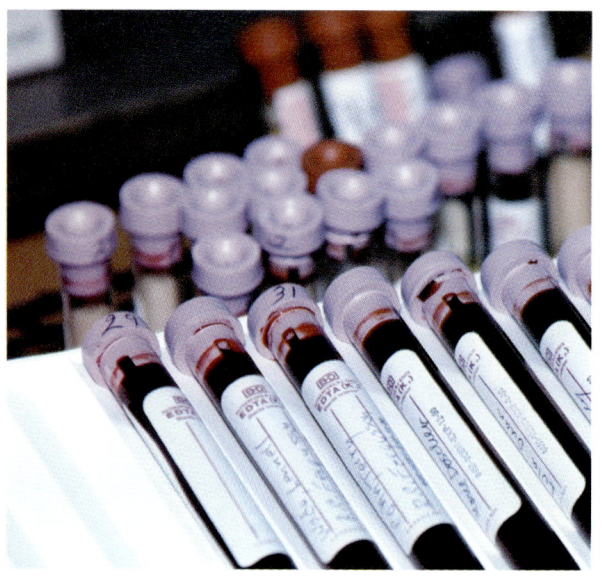

Auch wenn der TRH-Test heute nur noch selten angewendet wird, vermag er in sehr speziellen Fällen doch wertvolle Ergebnisse zu liefern, um Störungen zu erkennen, die nicht in der Schilddrüse selbst begründet liegen.

Deshalb wird dieser Test heute nur noch in sehr seltenen Fällen durchgeführt, um außergewöhnliche Erkrankungen der Schilddrüse zu erkennen. Dazu gehören z. B. die Formen der Schilddrüsenunterfunktion, bei denen die Störung nicht in der Schilddrüse selbst liegt, sondern durch eine zu geringe Stimulation der Schilddrüsenfunktion durch die Hirnanhangsdrüse oder die Hypophyse bedingt ist. Der Arzt spricht dann von sekundärer oder tertiärer Hypothyreose.

Künstliche Stimulation der Hirnanhangsdrüse

Durchgeführt wird der TRH-Test wie folgt: Zunächst nimmt Ihnen der Arzt oder die Arzthelferin Blut ab, um den so genannten »basalen« TSH-Wert darin zu bestimmen. Dann sprüht er/sie Ihnen in jedes Nasenloch einen Sprühstoß, der jeweils ein Milligramm TRH enthält. Dabei müssen Sie tief einatmen.

Durch das über die Nasenschleimhaut aufgenommene TRH wird die Hirnanhangsdrüse angeregt, ihr Hormon TSH ins Blut abzugeben. Eine halbe Stunde später wird nochmals Blut abgenommen, um den TSH-Wert nach der Stimulation zu bestimmen. Im Normalfall steigt der TSH Wert nach TRH deutlich an. Wenn der Arzt beide Untersuchungsergebnisse vorliegen hat, zieht er vom Befund der zweiten Untersuchung – also dem TSH-Wert nach der Stimulation durch TRH – den basalen TSH-Wert ab und erhält im Normalfall eine Differenz von mehr als 2,5. Das bedeutet hier für den Normalfall, dass der TSH-Wert nach künstlicher Stimulation um mindestens das Zweieinhalbfache angestiegen ist. Als nicht normal wird ein geringerer Anstieg (Differenz < 2,5) und ein sehr starker Anstieg (Differenz > 25) gewertet.

Die Schilddrüsenhormone T3 und T4

Ist der TSH-Wert erhöht oder erniedrigt, müssen die Schilddrüsenhormone bestimmt werden. Heute kann man mit sehr feinen Methoden die extrem geringen Mengen an frei im Blut befindlichen T3- und T4-Hormonen sehr genau messen.

Verstehen Sie die hier angegebenen Normalwerte bitte nicht als absolute Richtschnur. Jedes Labor hat eigene Normalwerte, die meist auf dem Laborzettel, den der Arzt erhält, mit ausgedruckt werden. Wenn Sie Ihren Arzt nach Ihren Befunden fragen, bitten Sie ihn auch darum, Ihnen den Normbereich für die untersuchten Werte mitzuteilen – oder lassen Sie sich einfach den Befundbogen kopieren.

Es gibt Normalwerte für die Menge der im Blut befindlichen Schilddrüsenhormone. Sie gelten als Richtschnur für die Bewertung der Schilddrüsenfunktion.

Weitere Untersuchungen

Befinden sich die freien Schilddrüsenhormone T3 und T4 sowie das TSH im Normbereich, funktioniert Ihre Schilddrüse normal. Dennoch können Sie unter einer Schilddrüsenvergrößerung, einem Kropf, leiden. Daher muss der Arzt beim Verdacht auf eine Schilddrüsenerkrankung immer auch eine Ultraschalluntersuchung durchführen (→ Seite 28f.). Werden bei dieser Untersuchung Veränderungen festgestellt, müssen die Befunde präzisiert werden, wozu unter Umständen weitere Untersuchungen erforderlich sind, die auf den nachfolgenden Seiten beschrieben werden.

Im Allgemeinen liegen auch dann keine Beeinträchtigungen vor, wenn die gefundenen Werte der Schilddrüsenhormone in geringem Umfang von den Normalwerten abweichen.

Normalwerte von T3 und T4

Der Normalwert für freies T4 (Thyroxin) liegt zwischen 0,8 und 2,0 ng/ml.
Der Normalwert für freies T3 (Trijodthyronin) beträgt 2,1 bis 5,3 pg/ml.

Damit Sie sich ein Bild von den Größenordnungen machen können:

1 mg (Milligramm)	→	entspricht einem Tausendstel Gramm
1 µg (Mikrogramm)	→	entspricht einem Tausendstel Milligramm
1 ng (Nanogramm)	→	entspricht einem Tausendstel Mikrogramm
1 pg (Pikogramm)	→	entspricht einem Tausendstel Nanogramm

Diagnostik der kranken Schilddrüse

> **Hormone und Drüsenfunktion**
>
> Bei einer Schilddrüsenunterfunktion sind die freien Hormone T3 und T4 im Blut typischerweise erniedrigt und der TSH-Wert ist erhöht.
>
> Bei einer Schilddrüsenüberfunktion sind die freien Schilddrüsenhormone T3 und T4 üblicherweise erhöht und TSH ist erniedrigt.

Durch äußere Einflüsse – beispielsweise extremen Jodmangel in der Nahrung – kann es zu Abweichungen von den Normalwerten hinsichtlich des Gleichgewichts zwischen den Schilddrüsenhormonen T3 und T4 kommen.

Ausnahmen von der Regel

Hier sind nur die typischen Fälle aufgezählt. Es gibt hierzu auch eine Reihe von anderen Konstellationen, deren genaue Darstellung den Rahmen dieses Buches sprengen würde. Nur folgende drei Ausnahmen von den im Kasten beschriebenen Regeln sollten Sie unbedingt kennen:

Thyroxineinnahme Ein Kropf kann durch die Einnahme des Schilddrüsenhormons T4 (Thyroxin) dazu gebracht werden, dass er sich um 30 bis 40 Prozent verkleinert. Unter dieser Behandlung kann das freie T4 im Blut etwas über den oberen Normalwert ansteigen. Das freie T3 und TSH liegen dann im Normbereich. Diese Situation wird nicht als Überfunktion gewertet, sondern als wünschenswertes Behandlungsergebnis.

T3-Herstellung Bei extremem Jodmangel in der Nahrung greift die Schilddrüse, die Jod unbedingt zur Herstellung der Hormone benötigt, auf folgenden Trick zurück: Sie stellt mehr biologisch aktives T3 und weniger vom geringer aktiven T4 her, sodass der Körper auch in Zeiten großen Jodmangels genügend aktive Hormone zur Verfügung hat, also den Schritt der Abkopplung eines Jodatoms von T4 zur Gewinnung von T3 umgehen kann. Hierbei kann der Spiegel des freien T3 im Blut über den Normwert ansteigen, während das freie T4 erniedrigt ist.

Low-T3-Syndrom Bei schweren Erkrankungen findet man oft ein stark erniedrigtes freies T3 im Blut. Oft ist gleichzeitig auch das freie T4 verringert. Der Arzt spricht dann vom Low-T3-Syndrom (oder vom Low-T3/T4-Syndrom). Man nimmt an, dass dies

Laborbefunde bei normaler und gestörter Schilddrüsenfunktion

	TSH	T3	T4
Normale Schilddrüsenfunktion (Euthyreose)	n	n	n
Schilddrüsenunterfunktion (Hypothyreose)	↑	n/↓	↓
Schilddrüsenüberfunktion (Hyperthyreose)	↓	↑	↑

n = normal, ↑ = erhöht, ↓ = erniedrigt

Während bei einer Schilddrüsenüberfunktion beide Hormonwerte erhöht sind, kann bei einer Unterfunktion der T3-Wert auch im Normalbereich liegen; der T4-Wert ist aber stets erniedrigt.

das Ergebnis einer klugen Sparmaßnahme des Körpers ist. Denn so lange der gesamte Stoffwechsel durch niedrige Schilddrüsenhormonspiegel im Blut heruntergeschraubt ist, steht für besonders wichtige Lebensprozesse mehr Energie zur Verfügung. Sobald sich der Kranke wieder erholt, steigen auch die Schilddrüsenhormone im Blut wieder auf normale Werte an.

Die Schilddrüsenantikörper

An einigen Funktionsstörungen der Schilddrüse sind so genannte Autoantikörper schuld, vor allem bei der Basedow-Krankheit (→ Seite 115) und bei der chronischen Schilddrüsenentzündung (Autoimmun-Thyreoiditis, → Seite 77 bis 84). Wenn der Arzt den Verdacht hat, dass die Störung der Schilddrüsenfunktion durch diese Autoantikörper verursacht wurde, wird er im Blut nach diesen Stoffen suchen.

Normalerweise bildet das Immunsystem Antikörper, um gefährliche Eindringlinge, vor allem Bakterien und Viren, unschädlich zu machen. Die eigenen Körperstrukturen erkennt das Immunsystem allerdings als normal und greift sie nicht an. Trotzdem kann es in einigen Fällen zu einer Fehlfunktion des Immunsystems kommen. Dann halten die Abwehrkräfte plötzlich auch ei-

Fehlsteuerungen des Immunsystems können ebenfalls zu Funktionsstörungen der Schilddrüse führen. Deshalb muss in manchen Fällen ein Test auf so genannte Autoantikörper durchgeführt werden.

gene Körperstrukturen für fremd und bekämpfen sie. Zu welchen Auswirkungen diese Bildung von Antikörpern gegen körpereigenes Gewebe bei der Schilddrüse führen kann, erfahren Sie in den speziellen Krankheitskapiteln.

Ultraschalluntersuchung der Schilddrüse

Mit Hilfe der Ultraschalluntersuchung (Sonographie) kann der Arzt Größe, Struktur und mögliche Veränderungen der Schilddrüse sehr genau erkennen. Diese Diagnosemethode wird deshalb fast immer angewendet.

Was geschieht bei einer Ultraschalluntersuchung?

Die Sonographie ist als Diagnosemethode weit verbreitet. Sie lässt sich für die Untersuchung der verschiedensten Körpergewebe einsetzen. Ihre Anwendung ist ungefährlich und absolut schmerzfrei.

Bei der Ultraschalluntersuchung (Sonographie) werden in einem Schallkopf vom menschlichen Gehör nicht wahrnehmbare Schallwellen erzeugt. Diese Schallwellen durchdringen die Gewebe und werden von verschiedenen Gewebsarten auf unterschiedlichen Weise gebrochen und reflektiert. Die auf diese Weise veränderten Schallwellen treffen dann wieder auf den Schallkopf auf, der sie registriert und an einen Rechner weiterleitet. Dieser Rechner ist so programmiert, dass er aus der Art der reflektierten Schallwellen ein Bild zusammensetzt, das der Arzt auf dem Bildschirm, der mit seinem Ultraschallgerät verknüpft ist, sehen und beurteilen kann.

Schmerzlos und ungefährlich

Der große Vorteil der Sonographie besteht darin, dass die Untersuchung weder schmerzhaft oder unangenehm noch gefährlich für den Patienten ist. Statt gesundheitsschädlicher Röntgenstrahlen werden harmlose Schallwellen eingesetzt. Diese Untersuchung kann sogar während der Schwangerschaft mehrmals durchgeführt werden.

Sonographie

Die eigentliche Untersuchung

Die Ultraschalluntersuchung der Schilddrüse wird in der Regel im Liegen durchgeführt. Dabei legen Sie sich auf eine Ultraschallliege, die in einem abgedunkelten Raum steht, damit der Arzt das Bild auf dem Sonographie-Bildschirm gut erkennen und auswerten kann. Wenn Sie sich hingelegt haben, schiebt der Arzt eine Rolle unter Ihren Nacken, dadurch wird der Kopf ein wenig nach hinten gestreckt. Dann gibt er etwas Ultraschallgel auf Ihren Hals, durch das der Schall besser geleitet werden kann. Erschrecken Sie nicht, denn dieses Gel fühlt sich im ersten Moment sehr kalt an, es erwärmt sich aber in kurzer Zeit.

Danach legt der Arzt den Schallkopf des Ultraschallgerätes ohne Druck auf Ihren Hals und betrachtet Ihre Schilddrüse. Dabei ist nicht nur der ganz persönliche Eindruck des Arztes entscheidend, die Untersuchung muss auch nach gewissen Richtlinien erfolgen. So wird der Arzt von beiden Schilddrüsenlappen je eine Aufnahme des Quer- und des Längsdurchmessers machen. Anhand dieser Aufnahmen kann er auch die Größe Ihrer Schilddrüse berechnen.

Für erwachsene Frauen gelten 18 Milliliter und für erwachsene Männer 25 Milliliter als Obergrenze für das Volumen der Schilddrüse. Größere Volumina bedeuten eine Schilddrüsenvergrößerung, also einen Kropf (Struma).

Zysten und Knoten

Neben der Größe kann der Arzt mithilfe der Ultraschalluntersuchung auch die Beschaffenheit der Schilddrüse feststellen. Normalerweise stellt sich das Schilddrüsengewebe im Ultraschallbild gleichmäßig hellgrau dar. Der Arzt spricht dann von einer normalen homogenen Echostruktur.

Die technische Ausrüstung für Ultraschalluntersuchungen ist heute schon fast in jeder allgemeinärztlichen Praxis zu finden, sodass Sie nicht unbedingt einen Spezialisten aufsuchen müssen.

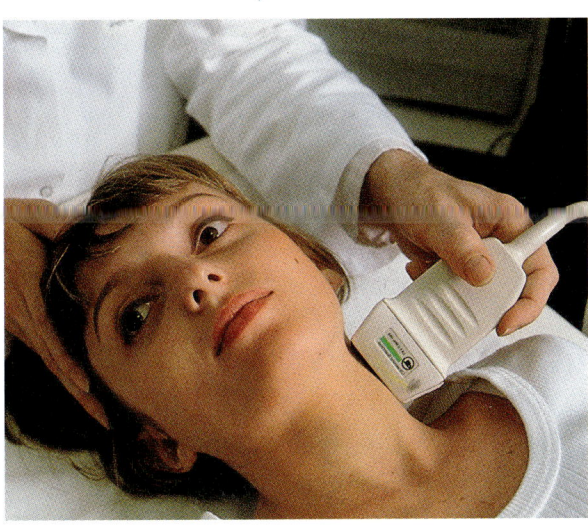

Vollkommen schmerzfrei ist die Untersuchung der Schilddrüse mithilfe des Ultraschallgerätes.

Diagnostik der kranken Schilddrüse

Knoten, die auch mit den Fingern von außen ertastet werden können, sind vergleichsweise harmlos, wenn sie sich durch die Ultraschalluntersuchung als Zysten herausstellen.

Erscheint die Struktur des Schilddrüsengewebes auf dem Bildschirm gleichmäßig dunkel, könnte dies ein Hinweis auf eine Schilddrüsenüberfunktion aufgrund einer Basedow-Krankheit (→ Seite 115) sein oder auf eine Schilddrüsenentzündung (→ Seite 77 bis 84) hindeuten.

Die Ultraschalluntersuchung deckt auch krankhafte Veränderungen in der Schilddrüse auf. So zeigt sie, ob ein von außen tastbarer Knoten lediglich durch eine Zyste (das ist ein mit Flüssigkeit gefüllter Hohlraum) oder durch solides, das heißt festes Gewebe bedingt ist. Eine Zyste ist harmlos, sie kann aber einen unangenehmen Druck auf die Umgebung ausüben, weshalb die Flüssigkeit aus großen Zysten gern mithilfe der Feinnadelpunktion (→ Seite 31) abgesaugt wird.

Knoten in einem Kropf

Solide Knoten entstehen sehr häufig in einem Kropf. Je länger der Kropf besteht und je größer er wird, desto öfter bilden sich darin Knoten aus. Diese Knoten sind meist harmlos, allerdings können sie auch zu Bezirken heranwachsen, die sich der Kontrolle durch die Hirnanhangsdrüse entzogen haben und ungehemmt Schilddrüsenhormone produzieren. Solche Knoten können für eine Überfunktion der Schilddrüse verantwortlich sein.

Ob es sich bei einem Knoten um einen außer Kontrolle geratenen Bereich der Schilddrüse handelt, der selbstständig Hormone produziert (autonomes Adenom, unifokale Autonomie, → Seite 97f.), erkennt der Arzt am besten unter Zuhilfenahme der noch zu beschreibenden Schilddrüsenszintigraphie.

Schließlich gibt es noch die Möglichkeit, dass sich hinter einem

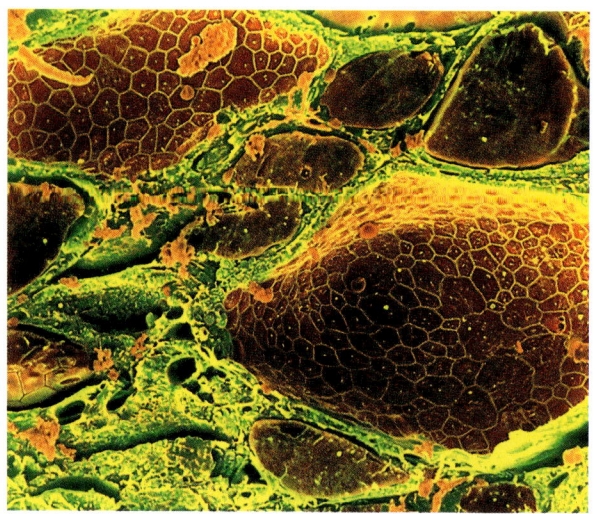

Diese kolorierte elektronenmikroskopische Aufnahme zeigt einen Ausschnitt einer gesunden Schilddrüse.

Schilddrüsenknoten eine Krebsgeschwulst verbirgt. Das ist glücklicherweise nur sehr selten der Fall. Dennoch wird der Arzt bei jedem noch so geringen Verdacht auf einen bösartigen Tumor den Knoten weiter untersuchen. Das geht am einfachsten mithilfe der Feinnadelpunktion. Erschrecken Sie aber nicht, wenn der Arzt bei der körperlichen Untersuchung oder bei der Sonographie einen (oder mehrere) Knoten in der Schilddrüse entdeckt. Nur in sehr wenigen Fällen erweist sich ein solcher Knoten als bösartig. Und außerdem lassen sich die meisten Krebserkrankungen der Schilddrüse sehr gut behandeln und oft sogar in fortgeschrittenen Stadien noch völlig ausheilen.

Die Feinnadelpunktion

Auch sollten Sie keine Angst vor einer Feinnadelpunktion haben, die der Arzt Ihnen dann vorschlägt, wenn er bei der Ultraschalluntersuchung oder in der Szintigraphie einen Schilddrüsenknoten entdeckt hat, der sich nicht sicher als eine Zyste oder ein autonomes Adenom (→ Seite 101) diagnostizieren lässt. Die Untersuchung ist nahezu völlig ungefährlich. Nur sehr selten entsteht an der Einstichstelle ein kleiner Bluterguss und noch viel seltener eine Entzündung. Die Untersuchung heißt deshalb Feinnadelpunktion, weil die Schilddrüse mit einer sehr feinen Nadel punktiert, also in sie hinein gestochen wird. Sie ist nicht schmerzhafter als eine Blutabnahme aus der Armvene, und sie dauert auch nicht länger.

Zur Feinnadelpunktion nehmen Sie die gleiche Lage ein wie zur Sonographie. Sie liegen auf dem Rücken auf der Ultraschallliege, und unter Ihrem Nacken befindet sich eine Rolle. Nun fordert der Arzt Sie auf, so lange zu schlucken, bis es Ihnen schwer fällt. Auf diese Weise beugt der Arzt der Möglichkeit vor, dass Sie während des Einstechens der Nadel aus Schreck oder unbewusster Abwehr heraus schlucken – und er den Knoten oder die Zyste, die er punktieren will, möglicherweise nicht trifft.

Auch die Feinnadelpunktion ist eine an sich harmlose Untersuchungsmethode, die wertvolle Detailergebnisse über die Beschaffenheit eventuell vorhandener Gewebeknoten liefert.

Diagnostik der kranken Schilddrüse

> **Leiden Sie unter Gerinnungsstörungen?**
>
> Die Feinnadelpunktion darf aber nicht durchgeführt werden, wenn Sie unter einer Gerinnungsstörung leiden oder Medikamente einnehmen, die die Blutgerinnung beeinflussen, wie z. B. »Marcumar« oder »Coumadin«.

Ihr Arzt entnimmt bei der Feinnadelpunktion eine Gewebeprobe aus einem Schilddrüsenknoten.

Einen von außen gut lokalisierbaren Knoten punktiert der Arzt ohne weitere Unterstützung. Liegt der Knoten verborgen in der Tiefe, nimmt er die Ultraschalluntersuchung zu Hilfe. Ist der Arzt mit der Nadelspitze im Schilddrüsenknoten angelangt, zieht er kräftig am Kolben der Spritze und erzeugt so einen Unterdruck. Dadurch wird Gewebe aus dem Knoten angesaugt und in die Spritze gezogen. Dann zieht der Arzt die Nadel ein Stück zurück und schiebt sie in einem leicht veränderten Winkel wieder in den Knoten vor. Das wiederholt er mehrere Male. Durch diese fächerförmige Punktion gewinnt er eine größere Menge Schilddrüsengewebe, wodurch die feingewebliche Untersuchung erleichtert wird. Schließlich zieht er die Nadel ganz aus der Schilddrüse heraus, legt einen Tupfer auf den Einstich und bittet Sie, den Tupfer mit leichtem Druck auf dieser Stelle zu halten, genauso, wie Sie es nach einer Blutentnahme auch machen.

Genauer Befund nach zwei Wochen

Die feingewebliche Untersuchung der entnommenen Gewebeteile gibt Aufschluss darüber, ob es sich bei dem Knoten möglicherweise um eine bösartige Gewebsveränderung handelt.

Was sich in dieser Beschreibung sehr aufwendig anhört, ist in Wirklichkeit nach wenigen Minuten vorbei, sodass die meisten Patienten nach der Punktion erstaunt fragen, ob das schon alles gewesen sei.

Die aus dem Knoten angesaugten Gewebsteile gibt der Arzt nun vorsichtig auf eine kleine Glasplatte (Objektträger), lässt sie trocknen und schickt sie an ein spezielles Zelllabor, wo die Gewebsteile und Zellen untersucht und beurteilt werden. Nach ein bis zwei Wochen erhält der Arzt dann einen genauen Befund, der für die weitere Vorgehensweise von Bedeutung ist.

Nuklearmedizinische Untersuchung

Neben der Abklärung unklarer Schilddrüsenknoten gibt es noch weitere Krankheitsbilder, bei denen sich eine Feinnadelpunktion als sinnvoll erweist:
- Ein schnell wachsender Kropf
- Eine große Zyste; um den Druck, den die darin enthaltene Flüssigkeit auf die Umgebung ausübt, zu verringern
- Eine Schilddrüsenentzündung; insbesondere bei Verdacht auf eine bakterielle Infektion, um die verursachenden Bakterien zu entdecken und die richtige Therapie zur Behandlung der Entzündung auszuwählen.

Die Szintigraphie

Die Szintigraphie ist eine Methode, mit der man sowohl die Struktur als auch die Funktion der Schilddrüse untersuchen kann. Allerdings ersetzt sie in keiner Weise die Sonographie, da diese die Größe und verschiedene Strukturen der Schilddrüse besser wiedergibt.

Der wichtigste Grund für eine szintigraphische Untersuchung ist der Verdacht, dass sich in einer Schilddrüse ein oder mehrere Bezirke befinden, die unabhängig von der Kontrolle durch die Hirnanhangsdrüse, also autonom, Schilddrüsenhormone produzieren und somit zu einer Schilddrüsenüberfunktion führen können. Diese Untersuchung wird auch zur Therapiekontrolle und bei unklaren Funktionsstörungen durchgeführt.

Bei der Szintigraphie werden sehr geringe Mengen äußerst schwach strahlender radioaktiver Substanzen eingesetzt, deren Verteilung in dem entsprechenden Organ gemessen werden kann.

Szintigraphie in der Nuklearmedizin

Die Nuklearmedizin benutzt die selektive Anreicherung geeigneter radioaktiver Verbindungen in Organen zur Darstellung der räumlichen Verteilung der Testsubstanz. Aus derartigen Szintigrammen gewinnt der Arzt erstens Informationen über räumliche Strukturen, und zweitens wird die normale oder gestörte Funktion von Organabschnitten erkennbar.

Diagnostik der kranken Schilddrüse

Radioaktives Jod

Bei der Schilddrüsenszintigraphie hat man sich die Tatsache zu Nutze gemacht, dass nur dieses menschliche Organ Jod aufnimmt, um es dann in die Schilddrüsenhormone einzubauen. Früher verabreichte man den Patienten zur Schilddrüsenszintigraphie radioaktives Jod in Form der Isotopen Jod 131 oder Jod 123.

Dieses radioaktive sammelt sich ebenso wie das »normale« Jod in der Schilddrüse an. Dort angelangt, sendet es eine Strahlung aus, die mit bestimmten Messgeräten, den so genannten Gammakameras, registriert und mithilfe eines Computers als farbiges Bild sichtbar gemacht wird. Heute verwendet man zur Schilddrüsenszintigraphie die radioaktive Verbindung Technetium 144m-Technetat. Sie wird, da sie dem Jodatom sehr ähnlich ist, ebenfalls in die Schilddrüse aufgenommen. Das radioaktive Technetium hat aber den großen Vorteil, dass es kürzere Zeit im Körper verweilt, wodurch die Strahlenbelastung sehr gering bleibt.

Eine Szintigraphie mit radioaktivem Jod wird heute nur noch vor einer Radiojodtherapie durchgeführt, um die Dosis der zur Behandlung benötigten Jodmenge einzuschätzen.

Insgesamt ist die Szintigraphie eine einfache und schmerzlose Untersuchung, und auch die Strahlenbelastung ist, gemessen an der natürlichen Strahlung, so gering, dass sie keine schädlichen Wirkungen hat. Trotzdem wird der Arzt eine Szintigraphie nur dann vorschlagen, wenn sie wirklich notwendig ist. Auf keinen Fall darf eine Schilddrüsenszintigraphie während der Schwangerschaft oder bei stillenden Frauen durchgeführt werden.

Bei der Technetium-Szintigraphie wird eine geringe Menge (im

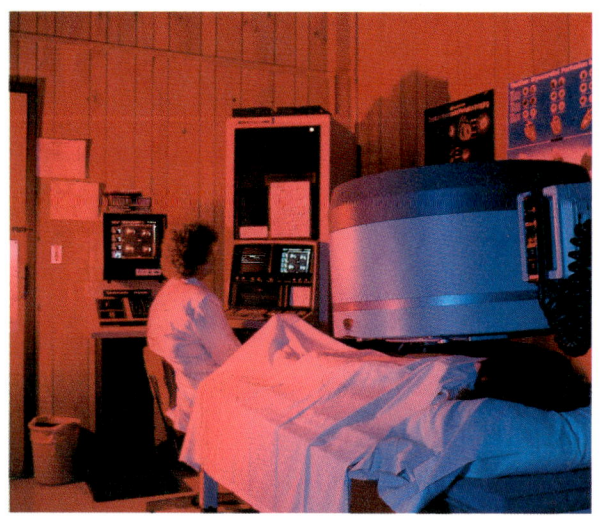

Eine Szintigraphie sollte – trotz der sehr geringen Strahlenbelastung – niemals während der Schwangerschaft oder in der Stillzeit durchgeführt werden.

Aufnahme mit der Gammakamera

> ### Kalte, warme und heiße Knoten
>
> - Bezirke oder Knoten, die kaum oder gar nicht die verabreichte radioaktive Substanz aufnehmen, nennt man kalte Areale oder kalte Knoten.
> - Bezirke oder Knoten, in denen sich deutlich mehr Technetium anreichert als im übrigen Schilddrüsengewebe, heißen warme (oder heiße) Areale bzw. Knoten.
> - Ein warmer Knoten (oder warmes Areal) reichert das radioaktive Isotop etwas stärker an als die umgebenden Gewebe der Schilddrüse.
> - Ein heißer Knoten (oder heißes Areal) speichert die radioaktive Substanz intensiv, während sie sich in der übrigen Schilddrüse kaum oder gar nicht anreichert.

Die farbliche Darstellung gibt Auskunft darüber, auf welche Weise das radioaktive Material – und selbstverständlich auch das natürliche Jod – im Gewebe der Schilddrüse verteilt ist.

Durchschnitt 30 bis 75 Megabequerel) Technetium 144m-Pertechnetat in die Armvene gespritzt. Nach 5 bis 30 Minuten wird die Strahlung der radioaktiven Substanz in der Schilddrüse mit einer Gammakamera aufgenommen und mithilfe eines Rechners in farbige Bilder umgewandelt. Während der Aufnahme sollten Sie möglichst ruhig vor der Kamera stehen oder sitzen. Das farbcodierte Bild stellt Ihre Schilddrüse im Verhältnis 1:1 dar, es zeigt also deren tatsächliche Größe. Wichtiger ist jedoch, dass die Szintigraphie aufdeckt, ob sich die radioaktive Substanz – und damit auch das natürliche Jod – gleichmäßig in der Schilddrüse verteilt, oder ob es Bezirke mit starker oder schwacher Anreicherung gibt. Dadurch kann eine mögliche Funktionsstörung nicht nur erkannt, sondern auch lokalisiert werden.

Aufnahme von Technetium

Neben der Lokalisation von Bezirken mit geringerer oder gesteigerter Anreicherung des radioaktiven Stoffes kann man mit der Szintigraphie auch die prozentuale Aufnahme des Technetium 144m-Ptechneterats in die Schilddrüse im Verhältnis zur gespritzten Dosis messen.

Informieren Sie Ihren Arzt, wenn Sie schwanger sind oder dies nicht sicher ausschließen können.

Der normale Prozentsatz der Technetium-Aufnahme in die Schilddrüse liegt zwischen 0,5 und 2,0 Prozent.

Dieser Technetium-uptake (abgekürzt TcTU = Technetium Thyreoidea-uptake) ist z. B. bei Jodmangel, Schilddrüsenüberfunktion und während der Einnahme von hemmenden Schilddrüsenmedikamenten (Thyreostatika) erhöht.

Der TcTU ist dagegen erniedrigt bei Schilddrüsenunterfunktion, Schilddrüsenentzündungen, unter Behandlung mit dem Schilddrüsenhormon Thyroxin sowie nach Einnahme großer Jodmengen (meist aus medizinischen Gründen).

Suppressions-Szintigraphie

Eine weiter verfeinerte Methode – die Suppressions-Szintigraphie – ermöglicht auch die Darstellung kleiner und wenig aktiver autonomer Schilddrüsenareale.

Kleine oder nur wenig aktive Gebiete mit unkontrollierter, autonomer Schilddrüsenhormonproduktion können im normalen Schilddrüsenszintigramm nicht immer klar erkannt werden. Um sie darzustellen, führt der Arzt die so genannte Suppressions-Szintigraphie durch.

Dabei nimmt der Patient über einen gewissen Zeitraum eine relativ hohe Dosis an Schilddrüsenhormonen ein. Dadurch erhält das Kontrollzentrum in der Hirnanhangsdrüse die Information, dass viele Hormone im Blut zirkulieren. Es drosselt nun die Abgabe des stimulierenden Hormons TSH, woraufhin die Schilddrüse ihre Hormonproduktion senkt.

Allerdings reagieren nur diese Teile der Schilddrüse mit einer Senkung der Schilddrüsenhormonproduktion, die diesem Regelkreis weiterhin untergeordnet sind. Diejenigen, die sich von dieser Regulation freigemacht haben und autonom Hormone produzieren, lassen sich durch die erniedrigte TSH-Konzentration nicht davon abbringen.

Genaue Lokalisation und Klassifizierung

Im Szintigramm erscheinen dann die normalen, der Kontrolle durch TSH zugänglichen Schilddrüsenbezirke mit einer erniedrigten Anreicherung von Technetium, während die autonomen Bezirke größere Mengen Technetium aufnehmen. Auf diese Weise lassen sich sehr präzise Aussagen über Struktur und Funktion der Schilddrüse gewinnen. Störungen können nicht nur erkannt, sondern auch lokalisiert und klassifiziert werden. Das erlaubt eine sehr gezielte Therapie.

Weitere Untersuchungsmethoden

In den meisten Fällen reichen diese Untersuchungen aus, um Größe, Struktur und Funktion der Schilddrüse beurteilen zu können. Bei einer sehr großen Schilddrüse muss der Arzt vor der Behandlung aber wissen, ob das stark vergrößerte Organ andere Organe und Gewebe in der Nachbarschaft verdrängt oder sogar schon geschädigt hat.

Bereits auf einer ganz normalen Röntgenaufnahme der Brustorgane kann der Arzt eine stark vergrößerte Schilddrüse erkennen. Um zu sehen, ob die Schilddrüse die Speiseröhre nach hinten verdrängt, macht er zusätzlich eine seitliche Aufnahme, und zwar genau in dem Augenblick, in dem der Patient ein Kontrastmittel schluckt.

Besteht seitens des behandelnden Arztes der Verdacht, dass die Schilddrüse auch die Luftröhre nach hinten drückt und die Atmung gefährdet, führt er spezielle Untersuchungen zu deren Funktion durch. Dabei muss der Patient z. B. Luft ansaugen oder mit geschlossenem Mund pressen.

Stellt der Arzt eine erhöhte Anreicherung von Technetium fest, muss er davon ausgehen, dass autonome Schilddrüsenbezirke vorliegen.

Computertomographie und Kernspintomographie

Kann der Arzt mithilfe der Ultraschalluntersuchung nicht die ganze Schilddrüse erkennen oder vermutet er, dass Teile der Schilddrüse sich hinter dem Brustbein oder sogar hinter der Luftröhre verbergen, dann wird er noch eine Computertomographie oder eine Kernspintomographie anordnen.

Beide Verfahren liefern eine Vielzahl von Schichtaufnahmen der Schilddrüse, aus denen der Computer die genaue Größe und Lage des Organs im Körper berechnet. Diese Untersuchungen sind auch beim Verdacht auf eine bösartige Erkrankung der Schilddrüse notwendig.

Bösartige Veränderungen der Schilddrüse können mithilfe der Computer- und Kernspintomographie festgestellt werden.

Die wichtigsten Schilddrüsenerkrankungen

Zu den häufigsten Erkrankungen der Schilddrüse zählt natürlich der allseits bekannte Kropf, an dem nahezu jeder Zweite in Deutschland leidet. Weitere bekannte und auch weniger bekannte Fehlfunktionen der Schilddrüse werden in diesem Kapitel ausführlich behandelt, ihre Ursachen ermittelt und Behandlungsmöglichkeiten aufgezeigt. Zu ihnen zählen die Schilddrüsenunter- und -überfunktion, verschiedene Formen der Schilddrüsenentzündung, die Schilddrüsenautonomie und die Basedow-Krankheit.

Auch wenn man sie auf den ersten Blick nicht erkennt, jeder zweite Erwachsene in Deutschland hat eine vergrößerte Schilddrüse.

Der Kropf (Struma) – lästig und nicht immer harmlos

Wie schon eingangs erwähnt, hat jeder zweite erwachsene Deutsche eine vergrößerte Schilddrüse, also einen Kropf. Diese hohe Zahl von Schilddrüsenvergrößerungen, in der Medizin auch Strumen (Einzahl: Struma) genannt, kommt dadurch zustande, dass heute die Größe der Schilddrüse ganz exakt mithilfe der Ultraschalluntersuchung gemessen werden kann. Früher, als man einen Kropf nur dann erkannte, wenn er sichtbar oder für den Arzt tastbar vergrößert war, lag die Anzahl an Strumen in Deutschland bei etwa 30 Prozent.

Zunächst macht der Kropf kaum Beschwerden. Dennoch sollte man seinen Arzt konsultieren, wenn man eine Vergrößerung des Halsumfanges bemerkt.

Die heute geltenden strengeren Richtlinien, die noch dazu auf objektiven Kriterien beruhen, bringen den großen Vorteil mit sich, dass Schilddrüsenvergrößerungen frühzeitig erkannt und behandelt werden können. Eine kleine Struma bei einem jungen Erwachsenen kann durch frühzeitige Behandlung oft wieder ganz zum Verschwinden gebracht werden. Allerdings müssen sich an eine solche Behandlung immer lebenslange Vorbeugemaßnahmen in Form von Hormongaben anschließen, um eine erneute Kropfbildung zu verhindern.

Wann ein Kropf gefährlich werden kann

Ein Kropf geht nur selten mit einer Schilddrüsenüberfunktion einher. Dennoch birgt jeder unerkannte und unbehandelte Kropf zwei große Gefahren in sich:

Einerseits kann die Schilddrüse so groß werden, dass sie benachbarte Organe schädigt oder sie zumindest in ihrer Funktion behindert. So kann ein sehr großer Kropf die Luft- und Speiseröhre abdrücken. Als Folge stellen sich dann unter Umständen Atem- und Schluckstörungen ein. Andererseits besteht die Gefahr, dass sich in einem Kropf, je länger er besteht und je größer er wird, autonome Bezirke ausbilden, die keinesfalls mehr durch die Hirnanhangsdrüse kontrolliert werden können. Dadurch entwickelt sich – allerdings nicht zwingend – eine Schilddrüsenüberfunktion. Wenn ein solch unkontrollierter autonomer Bezirk aber von außen plötzlich viele Jodatome angeboten bekommt, z. B. nach einer Röntgenuntersuchung mit jodhaltigen Kontrastmitteln, dann nimmt er diese Jodatome begierig auf und stellt daraus Unmengen von Hormonen her. Die plötzliche Überschüttung des Körpers mit Schilddrüsenhormonen kann dann zu sehr starken und äußerst gefährlichen Symptomen einer Schilddrüsenüberfunktion führen, der so genannten thyreotoxischen Krise (→ Seite 91).

Zwar führt ein Kropf nicht automatisch zu einer Überfunktion der Schilddrüse, er kann aber so genannte autonome Bezirke enthalten, die unter bestimmten Umständen unkontrolliert große Mengen an Schilddrüsenhormonen produzieren und eine äußerst kritische Situation herbeiführen können.

Ursachen und Formen des Kropfes

Am Ende der Eiszeit haben die riesigen Mengen an Schmelzwasser sehr viel Jod aus den Böden ausgewaschen und mit in die Meere genommen. Seitdem beinhalten die deutschen Böden nur noch geringe Jodmengen. Dementsprechend karg ist auch der Jodgehalt in den auf diesen Böden wachsenden Getreide-, Gemüse- und Obstsorten. Auch im Fleisch der Tiere findet man keine

Die wichtigsten Schilddrüsenerkrankungen

Je größer der Jodmangel, desto mehr muss sich das Schilddrüsengewebe ausdehnen, um die notwendige Menge an Schilddrüsenhormonen produzieren zu können.

größeren Jodmengen mehr. Lediglich der Seefisch enthält höhere Jodmengen, schließlich lebt und ernährt er sich in einer ausgesprochen jodreichen Umgebung.

Weniger Jod – größere Schilddrüse

Nun muss die Schilddrüse trotz dieses Mangelzustandes ausreichende Mengen an Schilddrüsenhormonen produzieren, damit keine Unterfunktion entsteht. Um dieser Aufgabe gerecht zu werden, vergrößert sich die Schilddrüse. Der Jodmangel bewirkt direkt, dass sich die Schilddrüsenzellen vermehren (Hyperplasie). Ein minimaler Mangel an Schilddrüsenhormonen im Blut hat bereits eine vermehrte Ausschüttung des die Schilddrüse stimulierenden Hormons TSH aus der Hirnanhangsdrüse zur Folge. Und dieses TSH bewirkt unter anderem, dass die Schilddrüsenzellen an Größe zunehmen (Hypertrophie). Beides zusammen sind Voraussetzungen, unter denen die Schilddrüse es auch bei Jodmangel schafft, gerade genug Hormone herzustellen, damit der Körper nicht in einen Mangelzustand gerät und krank wird.

Bleibt der Jodmangel jedoch über Jahre bestehen, wächst die Schilddrüse immer stärker und kann ganz erhebliche Ausmaße annehmen. Ganz abgesehen davon, dass sich eine auf zwei Kilogramm vergrößerte Schilddrüse nicht mehr hinter einem Kropfband verstecken lässt, kann man bei einer solch monströsen Größe davon ausgehen, dass sie zu starken Beschwerden beim Schlucken und Atmen führt. Nicht zuletzt bewirkt der ständige Wachstumsdruck auf die Schilddrüse, dass sich mit der Zeit immer mehr Zellen und schließlich ganze Bezirke der Kontrolle durch die übergeordneten Kontrollzentren entziehen und zu einer Hyperthy-

Das Kropfband hat im Alpenraum lange Tradition. Doch auch im alten Ägypten trugen die Frauen eng anliegende Halsbänder. Wenn diese rissen, vermutete man eine Schwangerschaft (→ Seite 54 bis 57).

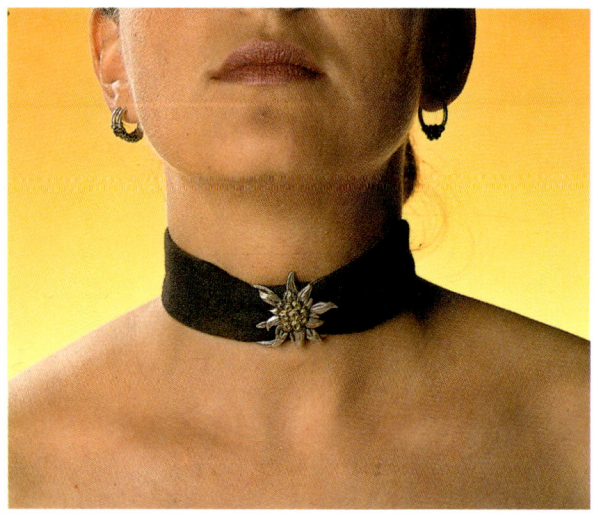

Unterscheidungen beim Kropf

Der Arzt unterscheidet zwischen einem Kropf, dessen Gewebe gleichmäßig vergrößert ist, der so genannten Struma diffusa, und einem knotigen Kropf, der Struma nodosa.

reose führen können. Jodmangel ist zu etwa 90 Prozent die Ursache einer Struma. Dennoch darf man die vielen anderen Ursachen, die zu einem Kropf führen können, nicht übersehen. So kann auch eine Schilddrüsenentzündung eine Struma verursachen, und sowohl Unter- als auch Überfunktion der Schilddrüse gehen häufig mit einem Kropf einher.
Daneben gibt es noch sehr seltene Kropfursachen, wie z. B. angeborene Stoffwechselstörungen, Tumoren, Bindegewebserkrankungen und anderes mehr.

Obwohl Jodmangel die Hauptursache für eine Schilddrüsenvergrößerung ist, können auch andere Krankheiten die Kropfbildung begünstigen. Allein der Arzt kann die auslösenden Faktoren erkennen und bewerten.

Strumenbeschwerden

In der Regel rufen kleinere Kröpfe keinerlei Beschwerden hervor. Den meisten Menschen mit einem kleinen Kropf ist gar nicht bewusst, dass ihre Schilddrüse vergrößert ist.
Mit zunehmender Größe der Schilddrüse nehmen auch die Beschwerden zu. So verspüren einige Patienten mit einer Struma ein unangenehmes Gefühl am Hals, sie bemerken, dass die übliche Hemdkragengröße zu klein wird oder die früher locker sitzende Halskette auf einmal eng am Hals anliegt. Zuweilen verursacht der Kropf ein Druck- oder Engegefühl. Manche Patienten berichten darüber, dass sie ständig »einen Kloß im Hals« hätten. In anderen Fällen äußert sich die vergrößerte Schilddrüse durch häufiges Räuspern.
Wurde der Kropf durch eine spezielle Entzündung hervorgerufen, kann die Schilddrüse infolge sehr schmerzempfindlich sein, ganz besonders bei Berührung. Bei sehr großen Strumen drückt das Schilddrüsengewebe auf die Luft- und Speiseröhre, wodurch störende Schluckbeschwerden und Probleme beim Atmen ent-

stehen. Auch Heiserkeit und ein Anschwellen der Venen im Halsbereich können durch eine stark vergrößerte Schilddrüse hervorgerufen sein.

Allerdings sind diese Beschwerden keineswegs typisch für eine Struma. Alle diese Symptome, wie z. B. Atemnot, ein Kloß- oder Engegefühl im Hals sowie gestaute Venen, werden viel häufiger durch andere Krankheiten verursacht. Hier kann eine ärztliche Untersuchung Klarheit schaffen.

Untersuchungen der Kropferkrankungen

Die Erstuntersuchung der Schilddrüse umfasst die Sonographie, eine TSH-Bestimmung sowie im Bedarfsfall die Messung der freien Schilddrüsenhormone im Blut.

Wie bereits im Kapitel »Diagnostik der kranken Schilddrüse« beschrieben, wird der Arzt, wenn er den Verdacht auf einen Kropf hegt, eine genaue Krankengeschichte erheben und Sie sorgfältig untersuchen. Dabei wird der Arzt eine Reihe von Auskünften einholen. Er wird Sie beispielsweise fragen, ob und welche Beschwerden Sie haben, wann diese zum ersten Mal aufgetreten sind, ob sie in der Zwischenzeit zugenommen haben, welche Medikamente Sie einnehmen und ob in Ihrer Familie noch weitere Personen unter Schilddrüsenerkrankungen leiden.

Bereits bei der körperlichen Untersuchung wird er die Schilddrüse auf ihre Größe, Konsistenz und Beschaffenheit hin untersuchen, auf mögliche Komplikationen achten, nach Hinweisen auf eine Störung der Schilddrüsenfunktion suchen und zusätzlich Ihren ganzen Körper untersuchen.

Blutuntersuchung

Wird der Verdacht einer Unter- bzw. Überfunktion ausgeschlossen, und ist auch keine Entzündung nachweisbar, wird die Untersuchung Schritt für Schritt auf andere Organbereiche ausgedehnt.

Bei den Laboruntersuchungen genügt zunächst die Bestimmung des TSH-Wertes im Blut. Ist dieser normal, kann der Arzt eine Schilddrüsenfunktionsstörung weitgehend ausschließen. Findet er aber einen erniedrigten oder erhöhten TSH-Wert, muss er zusätzlich noch die freien Schilddrüsenhormone im Blut bestimmen. Ergibt sich der Verdacht auf eine Entzündung der Schilddrüse oder die Basedow-Krankheit, dann werden auch die Autoantikörper mitbestimmt. Diese Untersuchungen wurden bereits ausführlich beschrieben (→ Seite 22 bis 31).

Ultraschalluntersuchung und Szintigraphie

Eine der wichtigsten Untersuchungen bei Verdacht auf einen Kropf ist die Ultraschalluntersuchung. Mit dieser einfachen Methode kann der Arzt die Größe der Schilddrüse und Strukturveränderungen feststellen. Da sich in einem großen und längere Zeit bestehenden Kropf häufig auch Knoten bilden, ist der Arzt immer darauf bedacht, in der großen Mehrzahl der gutartigen Knoten einen bösartigen Tumor so früh wie möglich zu erkennen.

Hier sei nochmals darauf hingewiesen, dass die allermeisten Schilddrüsenknoten gutartiger Natur sind. Krebsgeschwülste kommen nur sehr selten vor. Und selbst wenn ein bösartiger Tumor gefunden wird, müssen Sie wissen, dass die meisten Formen von Schilddrüsenkrebs zu den weniger bösartigen gehören, die meist erfolgreich behandelt werden können.

Kalter oder warmer Knoten?

Die Mehrzahl der Knoten ist aber ohnehin gutartig. Ist ein solcher Knoten weniger als einen Zentimeter groß, dann wird der Arzt nach drei und sechs Monaten und später einmal im Jahr mithilfe der Ultraschalluntersuchung nachschauen, ob er im Laufe der Zeit an Größe zunimmt. Bei größeren Knoten über einem Zentimeter wird der Arzt eventuell eine Szintigraphie (→ Seite 33) durchführen, um zu sehen, ob es sich dabei um einen »warmen« oder »kalten« Knoten handelt.

Jeder kalte Knoten mit einer Größe von mehr als einem Zentimeter Durchmesser muss durch eine Feinnadelpunktion weiter untersucht werden (→ Seite 31). Bei jungen Menschen mit einer diffusen Struma ohne Knoten reicht die Sonographie zur Diagnose der Vergrößerung vollkommen aus. Die TSH-Bestimmung gehört zur Beurteilung der Schilddrüsenfunktion aber grundsätzlich dazu.

Ist der Kropf sehr groß und besteht der Verdacht, dass er zu Schäden an benachbarten Organen geführt hat, dann wird der Arzt noch weitere Untersuchungen durchführen, wie z. B. Röntgenaufnahmen des Brustkorbs, der Luft- und Speiseröhre.

Die übergroße Mehrzahl der Knoten, die sich im Schilddrüsengewebe bilden, sind gutartiger Natur. Dennoch muss rechtzeitig untersucht werden, ob sich dahinter nicht maligne (bösartige) Tumoren verbergen.

Die wichtigsten Schilddrüsenerkrankungen

So wird der Kropf behandelt

Mithilfe von Medikamenten kann man zumindest erreichen, dass ein Kropf nicht mehr weiter wächst. Beginnt die Behandlung frühzeitig, kann sogar eine – wenigstens teilweise – Rückbildung bewirkt werden.

Wenn Sie glauben, dass Ihre Schilddrüse vergrößert ist, sollten Sie grundsätzlich immer zum Arzt gehen. Nur er kann mithilfe der Ultraschalluntersuchung die Größe Ihrer Schilddrüse feststellen und durch Bestimmung des TSH-Spiegels im Blut beurteilen, ob die Schilddrüsenfunktion normal oder gestört ist. Zur Behandlung eines Kropfes und zur Vorbeugung einer (erneuten) Schilddrüsenvergrößerung ist allerdings Ihr persönliches Engagement unerlässlich. Schließlich müssen Sie Ihre Medikamente regelmäßig und gewissenhaft einnehmen, um einen bereits vorhandenen Kropf wieder zu verkleinern, bzw. um zu verhindern, dass er weiter oder wieder wächst. Durch jodreiche Ernährung und Nahrungsergänzung durch Jodtabletten können Sie die Behandlung Ihres Kropfes unterstützen (→ Seite 53 und 58 bis 62).

Drei Wege – drei Möglichkeiten

Zur Behandlung eines Kropfes gibt es drei verschiedene Möglichkeiten, die nachfolgend vorgestellt werden: Medikamente, Operation und Radiojodtherapie.

Einen kleineren Kropf ohne knotige Veränderungen und ohne Einfluss auf die Schilddrüsenfunktion kann man alleine mit Medikamenten behandeln. Allerdings muss die Behandlung sehr früh beginnen, damit überhaupt eine Chance besteht, dass sich der Kropf – zumindest teilweise – wieder zurückbilden lässt. Mit den verschiedenen Möglichkeiten der medikamentösen Behandlung lässt sich die Größe einer Struma um 30 bis 40 Prozent verringern – sofern die Behandlung rechtzeitig beginnt. Besteht der Kropf jedoch schon längere Zeit, dann kann man mit der Behandlung nur noch erreichen, dass er nicht noch größer wird und zu Folgekrankheiten führt. Das ist immerhin auch schon ein Gewinn, denn ein Kropf, der Atemnot oder Schluckbeschwerden hervorruft, kann nur noch durch einen operativen Eingriff verkleinert werden.

Zur medikamentösen Behandlung stehen hauptsächlich zwei verschiedene Möglichkeiten zu Verfügung: Jod und das Schilddrüsenhormon T4 (Thyroxin). Außerdem gibt es Tabletten, die eine Kombination von Jod und Thyroxin enthalten.

Die Idee hinter dieser Behandlung der Struma ist die Folgende: Eine normal große Schilddrüse kann bei dem in Deutschland herrschenden Jodmangel nicht genügend Schilddrüsenhormone herstellen. Diesen Hormonmangel bemerkt das Kontrollzentrum in der Hirnanhangsdrüse schnell und reagiert darauf mit einer vermehrten Ausschüttung des Hormons TSH (Thyreoidea stimulierendes Hormon, Thyreotropin). Sowohl durch die Wirkung von TSH als auch durch den Jodmangel selbst beginnt die Schilddrüse, sich zu vergrößern und kann durch die Größenzunahme gerade ausreichende Mengen der Schilddrüsenhormone T3 und T4 herstellen. Gleicht man den Jodmangel in der Nahrung frühzeitig durch die Einnahme von Tabletten aus, dann bessert sich die Jodversorgung der Schilddrüse, und sie kann auch bei normaler Größe wieder genügend Hormone produzieren. Also darf sie sich auch wieder auf normale Größe verkleinern. Dies gelingt, wie schon gesagt, nur dann, wenn man die Kropfbildung so früh wie möglich erkennt und ihre Ursache, den Jodmangel, sofort behebt. Deshalb wird die Behandlung mit Jod vor allen bei jungen Menschen mit gleichmäßig vergrößerter Schilddrüse und normaler Schilddrüsenfunktion eingesetzt.

Jodtabletten gleichen den Jodmangel aus und verhindern, dass die Schilddrüse an Größe zunimmt. Wenn ein Kropf besteht, kann sich dieser durch eine Jodbehandlung zurückbilden.

Künstliche Anhebung des Hormonspiegels

Die Behandlung mit dem Schilddrüsenhormon Thyroxin (T4) greift etwas später in den Regulationsmechanismus ein. Durch die medikamentöse Anhebung des Hormonspiegels im Blut gaukelt man dem Kontrollzentrum in der Hirnanhangsdrüse eine völlig normale Schilddrüsenaktivität vor.

Die Hirnanhangsdrüse hat deshalb keine Veranlassung mehr, die Hormonproduktion in der Schilddrüse durch die vermehrte Ausschüttung von TSH anzuregen. Auch mit dieser Methode gelingt es, die vergrößerte Schilddrüse wieder um 30 bis 40 Prozent zu verkleinern, jedoch nur dann, wenn die Behandlung früh genug beginnt. Das wichtigste bei der Behandlung mit Jod oder Thyro-

Wird der Hormonspiegel durch Thyroxingabe künstlich angehoben, verringert sich die von der Hirnanhangsdrüse gesteuerte TSH-Produktion, sodass auch so eine weitere Vergrößerung der Schilddrüse gestoppt wird.

Die wichtigsten Schilddrüsenerkrankungen

Eine unbehandelte Kropfbildung kann zu einer plötzlichen, massenhaften Hormonausschüttung führen, die nicht selten eine lebensbedrohliche »Vergiftung« des Körpers mit Schilddrüsenhormonen nach sich zieht.

xin ist, dass Sie diese Behandlung gewissenhaft durchführen. Das ist oft gar nicht so einfach, da ein Kropf in den meisten Fällen gar keine Beschwerden verursacht, die einen daran erinnern, dass eine Behandlung notwendig ist. Auch können sich viele Menschen nicht vorstellen, dass »so ein bisschen Kropf« eines Tages zu einem ständigen Engegefühl im Hals, zu Schluckbeschwerden, Heiserkeit oder sogar Atemnot führen kann.

Behandlung ohne Nebenwirkung

Eine weitere Gefahr, die von einer zu ständigem Wachstum angeregten Schilddrüse ausgeht, besteht darin, dass der andauernde Wachstumsdruck immer mehr autonome Bezirke entstehen lässt, die sich der Kontrolle durch die übergeordneten Zentren der Hirnanhangsdrüse und des Hypothalamus entziehen. Bekommen diese Bezirke plötzlich eine große Menge Jod »in ihre Hände« – z. B. durch eine Röntgenuntersuchung mit jodhaltigem Kontrastmittel –, dann stellen sie Unmengen von Hormonen her. Dies kann zu einer schweren Schilddrüsenüberfunktion und unter Umständen sogar zu einer lebensbedrohlichen Überschwemmung des Körpers mit Schilddrüsenhormonen führen. Dann kommen noch die knotigen Veränderungen in einem lange

Diese mikrographische Aufnahme stellt ein Jodkristall dar. Körpereigenes Jod wird nur in der Schilddrüse produziert.

bestehenden Kropf hinzu, die den Arzt dazu veranlassen, eine Krebserkrankung ausschließen zu müssen, und die deshalb, weil man nicht jeden Knoten eindeutig hinsichtlich seiner Gutartigkeit beurteilen kann, für viele (überflüssige) Operationen verantwortlich sind. Wenn Sie Ihren Kropf also nicht behandeln (lassen) wollen, haben Sie nichts gewonnen, denn nach einer Operation müssen Sie regelmäßig Thyroxintabletten einnehmen.

Behandlung mit Jod

All dies können Sie sich ersparen, wenn Sie die Tabletten zur Behandlung Ihrer vergrößerten Schilddrüse regelmäßig einnehmen. Etwas erleichtert wird diese »Pflicht« dadurch, dass Sie nur einmal am Tag daran denken müssen.

Vielleicht hilft Ihnen bei der konsequenten Tabletteneinnahme die Tatsache, dass Sie keine völlig körperfremden Stoffe einnehmen müssen, sondern entweder das in der Natur vorkommende Element Jod oder das Hormon Thyroxin, das in seiner Struktur genau dem Hormon entspricht, das Ihre Schilddrüse produziert. Auf die Behandlung mit Jod (bzw. Jodid) sprechen gleichmäßig vergrößerte Schilddrüsen (diffuse Strumen), die erst seit kurzer Zeit bestehen, besonders bei Kindern und jungen Erwachsenen sehr gut an. Vor einer Behandlung mit Jod muss aber unbedingt geklärt sein, dass die Schilddrüsenfunktion normal ist. Außerdem sollte keine Autoimmunerkrankung (→ Seite 82 und 115) der Schilddrüse bestehen, da diese durch die Gabe von Jod gefördert werden kann. Deshalb wird der Arzt, bevor er eine Jodbehandlung einleitet, zunächst den TSH-Wert und eventuell die freien Schilddrüsenhormone und Schilddrüsenantikörper bestimmen.

Es ist beruhigend zu wissen, dass die Behandlung sowohl mit Jod als auch mit Thyroxin bei richtiger Dosierung so gut wie keine Nebenwirkungen hat.

Behandlung mit Thyroxin

Die diffuse Struma wird zunächst ein Jahr lang mit den für jedes Alter entsprechenden Dosen (→ Tabelle Seite 48) behandelt, danach kontrolliert der Arzt die Schilddrüsengröße mithilfe der Ultraschalluntersuchung. Hat sich der Kropf deutlich zurückgebildet, muss der Betroffene einer erneuten Kropfbildung durch lebenslange Einnahme von Jodid vorbeugen. Die Dosis wird etwas niedriger gewählt als die Behandlungsdosis und beträgt bei Jugendlichen und Erwachsenen 100 bis 200 µg und bei Kindern unter zehn Jahren 100 µg täglich. Ist der Erfolg der Behandlung nur mäßig oder unbefriedigend, wird der Arzt zur Gabe von Thyroxin wechseln. Menschen mit Schilddrüsenüberfunktion, Autoimmunerkrankung und Schilddrüsenautonomie dürfen keinesfalls Jod einnehmen.

Die wichtigsten Schilddrüsenerkrankungen

Dosierung von Jodid zur Behandlung der Struma diffusa	
Kinder bis 10 Jahre	100 µg / Tag
Kinder über 10 Jahre	100–200 µg / Tag
Schwangere Frauen	200 µg / Tag
Jugendliche und Erwachsene	200–400 µg / Tag

Die Behandlung mit Jod wird sehr gut vertragen. In seltenen Fällen und insbesondere bei hohen Dosen kann eine Jodakne auftreten. Falls Ihre Haut plötzlich zu Mitessern und Pickeln neigt, suchen Sie Ihren Arzt auf, der die Behandlung der Struma auf Thyroxin umstellen wird. Die anschließende vorbeugende Joddosis kann so niedrig gewählt werden, dass sich keine Hautunreinheiten mehr bilden.

Selten kommt es bei der Behandlung mit Jodidpräparaten zu Hautveränderungen, der so genannten Jodakne. Die Umstellung auf ein Thyroxin schafft hierbei rasch Abhilfe.

Die Behandlung mit dem künstlich hergestellten Schilddrüsenhormon (Levo-)Thyroxin wird Ihnen der Arzt vorschlagen, wenn Ihre Schilddrüse schon längere Zeit vergrößert ist, wenn Sie älter als 40 bis 50 Jahre sind, wenn sich nachgewiesenermaßen harmlose Knoten in der Schilddrüse befinden und/oder wenn gleichzeitig eine leichte Unterfunktion besteht. Außerdem greift der Arzt zu diesem Mittel, wenn die vorangehende Behandlung mit Jod erfolglos war. Zwar lässt sich die Größe gleichmäßiger Strumen ohne Knoten, die erst kurze Zeit bestehen, mit der Hormonbehandlung ebenfalls um 30 bis 40 Prozent reduzieren, doch ältere und bereits verhärtete Kröpfe reagieren auf die Behandlung kaum mehr mit einer Größenabnahme. Allerdings nehmen sie unter der Hormontherapie wenigstens nicht weiter an Größe zu, was in diesen Fällen bereits als Therapieerfolg zu werten ist.

Dosierung von Thyroxin

Damit die ungewohnte Gabe von Schilddrüsenhormonen keine Beschwerden hervorruft, beginnt man die Behandlung mit einer niedrigen Dosis von 25 bis 50 µg am Tag. Nach ein bis zwei Wochen erhöht der Arzt die Dosis um weitere 25 µg und wiederholt diese Dosissteigerung in gleichen Abständen, bis er bei der geschätzten richtigen Dosis angelangt ist. Diese liegt beim Erwachsenen zwischen 75 und 150 µg/Tag. In Einzelfällen müssen auch einmal 175 oder 200 µg täglich eingenommen werden. Zur Dosiserhöhung müssen Sie in die Praxis kommen. Dabei erkundigt sich der Arzt genau nach Ihrem Befinden und untersucht Puls und Blutdruck. Ist die vermeintlich richtige Dosis gefunden, überprüft er acht Wochen später die Wirkung auf den Regelkreis der Schilddrüse, d. h., er bestimmt den TSH-Spiegel im Blut. Dieser sollte durch die Behandlung auf einen Durchschnittswert von 0,4 bis 1 mU/l gesenkt sein, aber möglichst nicht tiefer, weil sonst eine künstliche Schilddrüsenüberfunktion entsteht. Liegt der TSH-Spiegel nicht im richtigen Bereich, wird die Dosis korrigiert und nach weiteren acht Wochen der TSH-Wert nochmals bestimmt. Diese Untersuchung und die anschließende Anpassung der Dosis wird so lange wiederholt, bis sie stimmt. Informieren Sie Ihren Arzt, falls Sie vor einer Blutuntersuchung die Tabletten vielleicht ein oder mehrmals vergessen haben.

Die Tabletten sollten Sie morgens eine halbe Stunde vor dem Frühstück einnehmen, damit ihre Aufnahme in den Körper nicht durch die Nahrung beeinträchtigt wird. Allerdings ist es auch kein größeres Problem, sollte die Tabletteneinnahme bei Ihnen erst dann richtig klappen, wenn Sie das Levothyroxin mit dem Frühstückskaffee zu sich nehmen. Nicht gegeben werden darf Thyroxin bei vorhandener Schilddrüsenüberfunktion oder Schilddrüsenautonomie (→ Seite 97).

Die Dosis bei der Hormonbehandlung muss vom Arzt für jeden Patienten optimal eingestellt werden, damit eine maximale Wirkung erreicht werden kann und Nebenwirkungen ausgeschlossen sind.

Nebenwirkungen der Levothyroxin-Behandlung

Nebenwirkungen der Levothyroxin-Behandlung sind überaus selten – sofern die Dosis stimmt. Herzrasen, vermehrtes Schwitzen, Nervosität und Durchfall weisen auf eine zu hohe Dosierung hin. Diese subjektiven Beschwerden sind übrigens wichtiger als jeder Laborbefund. Deshalb wird der Arzt sich bei der Dosierung

Ist die Hormondosierung zu hoch, können Schweißausbrüche, beschleunigter Herzschlag, Durchfall oder nervöse Störungen auftreten. Man sollte seinen Arzt unverzüglich über solche Erscheinungen informieren.

vor allem an Ihrem persönlichen Befinden orientieren und den TSH-Wert nur als zusätzliche Information werten.

Wenn Sie als Diabetiker Insulin spritzen oder Medikamente einnehmen, die die Blutgerinnung verzögern (z. B. Marcumar® oder Coumadin®), dann kann es sein, dass die Wirkung dieser Medikamente durch das Schilddrüsenhormon Thyroxin verändert wird. Deshalb müssen Sie in der Anfangszeit der Behandlung mit Thyroxin Ihren Blutzucker bzw. den Laborwert für die Blutgerinnung häufiger kontrollieren lassen.

Behandlung von Knotenstrumen

Vor jeder Behandlung von knotig veränderten Kröpfen muss der Arzt ausschließen, dass hinter dem oder den Knoten ein bösartiger Tumor oder ein autonome Hormone produzierender Schilddrüsenbereich steckt.

Wenn ein Knoten des Schilddrüsengewebes als so genanntes autonomes Adenom identifiziert wird, das selbstständig Hormone produziert, muss die Behandlung mit Jodtabletten oder mit Thyroxin sofort abgesetzt werden.

Schilddrüsentumor Sofern nur der leiseste Verdacht auf einen bösartigen Schilddrüsentumor besteht, muss die Schilddrüse, zumindest aber der Lappen, in dem der verdächtige Knoten liegt, operativ entfernt werden. Bestätigt die feingewebliche Untersuchung, die während der Operation durchgeführt wird, den Tumorverdacht, entfernt der Chirurg auch den Schilddrüsenrest.

Autonome Bezirke Findet sich bei der Szintigraphie ein autonomer Knoten oder Bereich in einer vergrößerten Schilddrüse, dann dürfen weder Jod noch Thyroxin eingenommen werden. Hier bieten sich als Behandlungsmaßnahmen die Operation oder die Radiojodtherapie an (→ Seite 51 und 53). Ganz wichtig ist, dass Sie in dieser Situation kein Jod zu sich nehmen. Insbesondere dürfen vor der endgültigen Entfernung dieser autonomen Bezirke keine Röntgenuntersuchungen mit jodhaltigem Kontrastmittel durchgeführt werden. Sie könnten durch die Überschüttung des Körpers mit Schilddrüsenhormonen, die in den autonomen Bereichen aus den großen Jodmengen hergestellt werden, in eine lebensbedrohliche Situation geraten, die selbst auf der Intensivstation nicht immer zu retten ist. Das Gleiche gilt für jodhaltige Medikamente, Salben und Desinfektionsmittel.

Zysten Stellt sich bei der Sonographie ein Knoten als flüssigkeitsgefüllter Bereich (Zyste) heraus, dann sollte diese Zyste bei einer Größe über einem Zentimeter mit einer Nadel punktiert und die Flüssigkeit entleert werden. Der zusätzlichen Therapie mit Jod oder Thyroxin steht eine Zyste nicht im Weg.

Kropfoperation

Leiden Sie an einem sehr großen Kropf, der Ihnen dauerhafte Beschwerden bereitet, oder der benachbarte Organe geschädigt hat bzw. droht, dies in naher Zukunft zu tun, muss zumindest ein Teil der Schilddrüse operativ entfernt werden. Die Zeit zum Abwarten, ob sich die Schilddrüse durch eine medikamentöse Behandlung doch noch verkleinern lässt, ist in dieser Situation nicht mehr vorhanden.

Ein weiterer zwingender Grund, sich zu einer Operation zu entschließen, ist jeder Knoten in der Schilddrüse, von dem nicht ganz eindeutig nachgewiesen werden konnte, ob er gutartig ist. Das gilt natürlich besonders für Knoten, bei denen die Feinnadelpunktion den dringenden Verdacht auf eine Krebsgeschwulst ergeben hat.

Weiterhin sollten auch große Strumen operativ entfernt werden, die mit einer Funktionsstörung der Schilddrüse einhergehen. Darauf wird in den entsprechenden Kapiteln näher eingegangen werden (→ Seite 110).

In manchen Fällen – etwa, wenn ein sehr großer Kropf droht, andere Organe zu beeinträchtigen, oder wenn der Verdacht auf einen bösartigen Tumor besteht – muss operiert werden.

Was passiert bei der Operation?

Je nach Befund wird nur der Teil der Schilddrüse, worin der verdächtige Knoten liegt, ein Schilddrüsenlappen, ein Großteil oder die gesamte Schilddrüse entfernt. Wie der Operateur jeweils vorgeht, wird er vor der Operation mit Ihnen besprechen. Allerdings muss er seine Vorgehensweise manchmal während der Operation ändern, wenn er z. B. bei der geplanten Entfernung eines Lappens wegen örtlicher Beschwerden nun doch einen bösartigen Tumor findet. In diesem Fall muss er die Schilddrüse vollständig entfernen.

Bei der Operation wird entweder ein Teil oder sogar die gesamte Schilddrüse entfernt.

Die wichtigsten Schilddrüsenerkrankungen

Für einen erfahrenen Chirurgen stellt die Schilddrüsenoperation in aller Regel einen Routineeingriff dar, der in den allermeisten Fällen ohne Komplikationen verläuft.

Die Schilddrüsenoperation ist in den Händen eines geübten Operateurs ein Routineeingriff, der nur äußerst selten mit Komplikationen behaftet ist. So kommt es nur in Einzelfällen zu Nachblutungen oder Infektionen im Operationsbereich. Etwas häufiger sind hingegen Schädigungen der Stimmbandnerven. Wurden diese Nerven bei der Operation stark gequetscht oder gar durchtrennt, wird die Stimme heiser und leise. Sollten Sie einen Beruf ausüben, bei dem Sie eine gute Stimme benötigen, dann sollten Sie lieber eine andere Therapiemöglichkeit wählen.

Muss die gesamte Schilddrüse herausgenommen werden, kann es passieren, dass die hinter der Schilddrüse gelegenen kleinen Nebenschilddrüsen ungewollt leicht oder stark geschädigt werden. Sie sind dafür zuständig, dass der Kalzium- und Knochenstoffwechsel richtig funktioniert. Versiegt die Produktion des in den Nebenschilddrüsen gebildeten Parathormons, können schwere Störungen im Kalziumstoffwechsel zu Muskelkrämpfen und Missempfindungen führen. Diese Komplikation ist heute sehr selten geworden.

Wichtige Nachbehandlung

Nach der Operation ist es wichtig, eine umfassende Nachbehandlung durchzuführen, die vom Patienten allerdings eine gewisse Disziplin erfordert.

Nach der operativen Entfernung eines Teils der Schilddrüse muss in der Mehrzahl der Fälle eine erneute Schilddrüsenvergrößerung durch eine medikamentöse Therapie verhindert werden. Dies nennt der Arzt Rezidivprophylaxe. Schließlich wurde bei einer Kropfoperation nur der Kropf entfernt, aber nicht seine Ursache. Dabei muss man bedenken, dass nach Entfernung eines großen Teils der Schilddrüse die Hormonproduktion noch weiter abnimmt. Dadurch steigt die TSH-Ausschüttung in der Hirnanhangsdrüse weiter an. Die Schilddrüse wird erneut und möglicherweise noch stärker als zuvor zum Wachstum angeregt. Wenn Sie also nach einer Kropfoperation Ihre Medikamente zur Rezidivprophylaxe nicht einnehmen, müssen Sie wahrscheinlich bald einen neuen Operationstermin vereinbaren. Dabei sollten Sie bedenken, dass die Komplikationsrate bei einer Zweitoperation weitaus höher ist als beim ersten Eingriff.

Radiojodtherapie zur Kropfbehandlung

Die Radiojodtherapie ist die Domäne zur Behandlung der Schilddrüsenüberfunktion, sie wird daher in den entsprechenden Kapiteln genauer erläutert.

Doch auch der ein oder andere Kropf muss manchmal mit dieser Methode verkleinert werden. Beispielsweise wird diese Behandlung dann durchgeführt, wenn die medikamentöse Therapie erfolglos war und eine Operation nicht möglich ist. Dies wiederum kann der Fall sein bei Menschen, deren Operationsfähigkeit aufgrund anderer Erkrankungen stark eingeschränkt bzw. nicht gegeben ist.

Natürlich verbietet sich diese Behandlung mit einer radioaktiven Substanz bei schwangeren oder stillenden Frauen. Sie ist außerdem technisch nicht durchführbar, wenn die Schilddrüse nicht in der Lage ist, genügend Jod aufzunehmen. Dann kann sie auch nicht das radioaktive Jod zu ihrer Verkleinerung anreichern. Beim Verdacht auf Schilddrüsenkrebs wird man sich, wann immer es möglich ist, für eine Operation entscheiden.

Zusätzliche Maßnahmen, natürliche Heilmethoden und Hausmittel

Besser als jede Behandlung ist beim Kropf wie bei allen anderen Krankheiten die Vorbeugung. Und gerade beim Kropf ist diese Vorbeugung viel einfacher als z. B. beim Herzinfarkt. Um einen Kropf zu vermeiden, muss der Körper nur mit genügend Jod versorgt werden. Wie Sie Ihrem Körper diese fehlenden Mengen mithilfe einer gesunden Ernährung zuführen können, erfahren Sie im nächsten Abschnitt.

Was alternative und ergänzende Maßnahmen zur Behandlung einer Schilddrüsenvergrößerung zu bieten haben, ist dagegen eher mit Skepsis zu betrachten.

So empfiehlt beispielsweise die Neuraltherapie nach Huneke bei einem Kropf ebenso wie bei Funktionsstörungen der Schilddrüse, in die Umgebung beider Schilddrüsenlappen mehrmals eine geringe Menge eines betäubenden Mittels (Lokalanästhetikum)

Obwohl die Radiojodtherapie eigentlich vorwiegend zur Behandlung einer Überfunktion der Schilddrüse angewendet wird, kann sie gelegentlich auch zur Kropftherapie herangezogen werden. Sie ist ausgeschlossen bei schwangeren und stillenden Frauen sowie in dem Fall, dass die Schilddrüse nicht in der Lage ist, Jod aufzunehmen.

Veränderungen der Schilddrüse in der Schwangerschaft

Auch die gesunde Schilddrüse durchläuft während der Schwangerschaft starke Veränderungen. Das liegt vor allem an einem Hormon, das in der Schwangerschaft von der Plazenta (Mutterkuchen) produziert wird, dem humanen (= menschliches) Choriongonadotropin, kurz hCG. Es regelt wichtige Funktionen des ungeborenen Kindes.

An der Schilddrüse wirkt dieses Hormon ähnlich wie das TSH aus der Hirnanhangsdrüse. Das hCG aus der Plazenta ist in seinen Aufgaben dem TSH vergleichbar und bindet sich deshalb genauso an die Bindungsstellen von TSH an der Schilddrüse wie das Hypophysenhormon. Das führt dazu, dass nun nicht nur TSH die Schilddrüse zum Wachstum und zur Mehrproduktion von Schilddrüsenhormonen anregt, sondern auch hCG. Dadurch kommt es, besonders in den ersten Monaten der Schwangerschaft, zu einer Größenzunahme der Schilddrüse um 10 bis 15 Prozent ihrer ursprünglichen Größe und zur Verdopplung der Schilddrüsenwirkung.

Auch die im ersten Moment anscheinend bedrohliche Zunahme der Hormonproduktion ist ein ganz natürlicher Vorgang. Zudem hat die Natur dafür gesorgt, dass die großen Mengen an Schilddrüsenhormonen keinen Schaden anrichten können: Der Anstieg der Östrogene während der Schwangerschaft bewirkt eine erhöhte

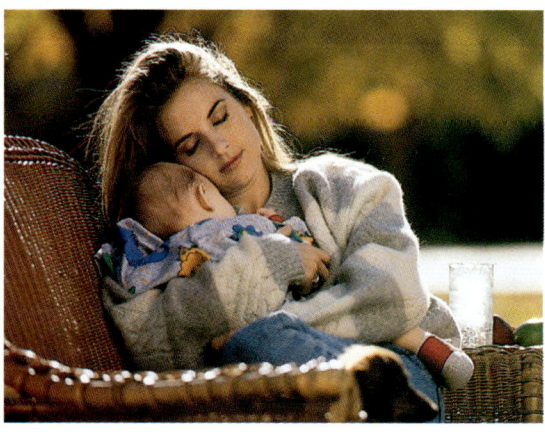

Für die Gesundheit von Mutter und Kind ist es notwendig, dass die Schilddrüse einwandfrei funktioniert.

Produktion von Eiweißen, die im Blut die Schilddrüsenhormone an sich binden. Also bleiben in den meisten Fällen die Spiegel der freien und damit aktiven Schilddrüsenhormone normal.

Dennoch kann die massive Stimulation der Schilddrüse durch das Hormon hCG bei ein bis zwei Prozent der Schwangeren zu einer echten Schilddrüsenüberfunktion mit all ihren unangenehmen Beschwerden führen. Da sich diese Funktionsstörung der Schilddrüse im Normalfall nach kurzer Zeit normalisiert, muss die »Schwangerschaftshyperthyreose« nur selten behandelt werden. Das Kind ist durch den kurzfristigen Anstieg der Schilddrüsenhormone jedoch nicht gefährdet, da die Hormone nicht durch die Plazenta in den kindlichen Blutkreislauf gelangen.

▶ Gefahr für das Ungeborene

Schon ab der zehnten bis zwölften Schwangerschaftswoche ist die Schilddrüse des ungeborenen Kindes so weit entwickelt, dass sie selbst Schilddrüsenhormone herstellen kann. Dazu ist sie aber auf eine ausreichende Menge Jod angewiesen, das, zumal es ein kleines Molekül ist, aus dem Blut der Mutter durch die Plazenta in den kindlichen Blutkreislauf übertritt. Aber leider leben wir, wie schon mehrfach betont, in einem Jodmangelgebiet. Und dieser Jodmangel nimmt im Verlauf der Schwangerschaft weiter zu, da das Jod vermehrt über die auf Hochtouren arbeitende mütterliche Niere ausgeschieden wird. Bekommt das Kind aber nicht genügend Jod, kann es bereits im Mutterleib einen Kropf entwickeln und läuft sogar Gefahr, dass es sich körperlich und vor allem geistig nicht normal entwickelt.

Um diesen für das Kind unter Umständen ernsten Folgen eines Jodmangels vorzubeugen, sollte jede schwangere Frau täglich 200 µg Jodid zu sich nehmen, nach Möglichkeit in Form von Tabletten und unter Kontrolle ihres Arztes.

▶ Risiken für die Mutter

Auch die werdende Mutter kann durch den Jodmangel in der Schwangerschaft Schaden nehmen, insbesondere wenn sie schon vorher an einem Kropf litt. Der vergrößert sich in der Schwangerschaft noch stärker als unter normalen

NOTABENE

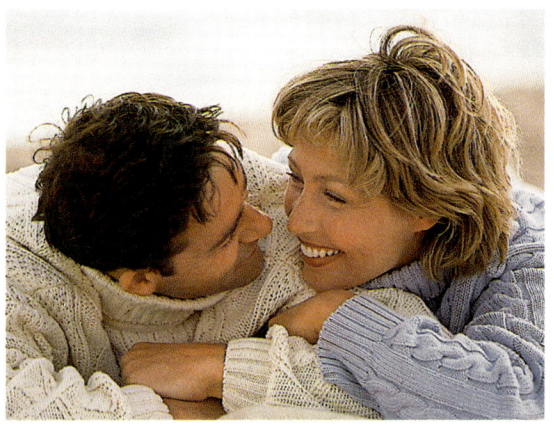

Eine Unterfunktion der Schilddrüse kann die Ursache von Kinderlosigkeit sein.

Umständen, manchmal um mehr als ein Drittel seiner Ausgangsgröße; es bilden sich in diesem Kropf dann oft auch Knoten. Selbst eine Schilddrüse, die vor der Schwangerschaft normal groß war, kann sich zu einem Kropf vergrößern. Deshalb profitiert auch die werdende Mutter von der Einnahme von Jodidtabletten.

▶ Schilddrüsenunterfunktion

Schon vor einer Schwangerschaft kann eine unbehandelte Schilddrüsenunterfunktion Folgen haben: Viele Frauen, deren Schilddrüse nicht genügend Hormone herstellt, sind unfruchtbar. Diese Ursache von Kinderlosigkeit lässt sich durch die Gabe von Schilddrüsenhormonen in der Regel beheben. Wie wichtig der medikamentöse Ausgleich der Schilddrüsenhormone ist, zeigt auch die Tatsache, dass bei Frauen mit Schilddrüsenunterfunktion häufiger Fehlgeburten vorkommen. Frauen, deren Hypothyreose vor der Schwangerschaft mit Schilddrüsenhormonen behandelt wurde, benötigen während der Schwangerschaft oft eine etwas höhere Thyroxin-Dosis. Falls sie bisher nur Thyroxin erhielten, sollte dies nun mit Jodid kombiniert werden. Auch müssen die Schilddrüsenwerte, insbesondere das TSH, während der Schwangerschaft öfter kontrolliert und die Dosis je nach dem aktuellen Befund etwas verändert werden.

Bei fast zehn Prozent der Frauen tritt nach der Entbindung eine Entzündung der Schilddrüse auf (Postpartum-Thyreoiditis), bei der Teile des Schilddrüsengewebes durch den Angriff des körpereigenen Immunsystems zerstört werden. Zu Beginn der Erkrankung steigen die Spiegel der Schilddrüsenhormone im Blut leicht an, aber nur selten muss der Arzt die Symptome dieser Überfunktion behandeln. Nach zwei bis drei Monaten kommt es zu einer Phase der Schilddrüsenunterfunktion, die bis zu einem Jahr bestehen bleiben kann. Diese Unterfunktion muss mit der Gabe von Thyroxin ausgeglichen werden. In den meisten Fällen bildet sich die Unterfunktion völlig zurück, und die Schilddrüse funktioniert danach wieder ganz normal. Nur bei fünf Prozent der Frauen bleibt die Hypothyreose dauerhaft bestehen.

▶ **Schilddrüsenüberfunktion**
Auch eine unbehandelte Schilddrüsenüberfunktion kann einer Schwangerschaft im Wege stehen: Mit häufigen Fehl- und Frühgeburten, einer erhöhten Sterblichkeit nach der Geburt und dem Auftreten von Missbildungen, insbesondere von Herzfehlern, bedroht die Hyperthyreose Gesundheit und Leben des Kindes.
Deshalb sollte eine Schilddrüsenüberfunktion infolge einer Schilddrüsenautonomie möglichst vor einer Schwangerschaft behandelt werden.
Bei einer Hyperthyreose in Zusammenhang mit einer Basedow'schen Erkrankung ist es sinnvoll, die Überfunktion während der Schwangerschaft weiter mit Thyreostatika zu behandeln. Besonders in der Frühschwangerschaft und nach der Geburt nimmt die Überfunktion oft zu. Zwar sind Thyreostatika nicht frei von Nebenwirkungen; diese stehen jedoch in keinem Verhältnis zu den Risiken, die eine unbehandelte Schilddrüsenüberfunktion mit sich bringen kann. Wichtig ist, dass die Dosis der schilddrüsenblockierenden Mittel nur so hoch gewählt wird, dass die Hormonspiegel der Mutter im oberen Normalbereich liegen. So lässt sich vermeiden, dass die Medikamente die Funktion der kindlichen Schilddrüse beeinträchtigen. Die Hormonspiegel müssen daher bei der Mutter alle zwei bis vier Wochen kontrolliert werden.

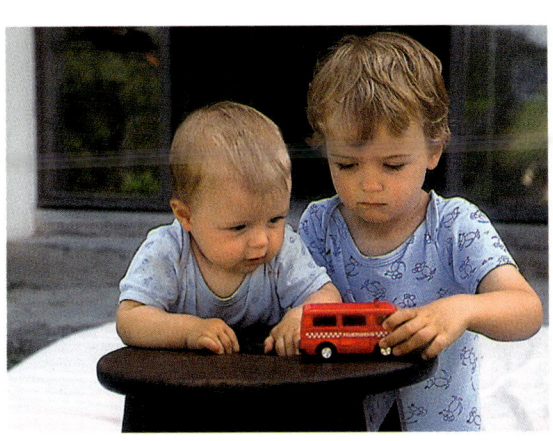

Eine Überfunktion der Schilddrüse kann die Gesundheit Ihres zukünftigen Kindes beeinträchtigen.

Die wichtigsten Schilddrüsenerkrankungen

einzuspritzen. Ob und inwieweit sich die Hormonproduktion und der ausgeklügelte Regelkreis zwischen Schilddrüse, Hirnanhangsdrüse und Hypothalamus im Mittelhirn durch solche Maßnahmen tatsächlich und vor allem dauerhaft beeinflussen lassen, ist bisher noch nicht stichhaltig nachgewiesen worden.

Vorbeugen ist besser als Heilen

Wer schon in jungen Jahren durch die Einnahme von Jodtabletten einem Jodmangel vorbeugt, kann nicht nur die Kropfbildung verhindern, er vermeidet mit großer Sicherheit auch eine später eintretende Überfunktion der Schilddrüse infolge autonomer Knoten oder Bezirke.

Der krankhaften Schilddrüsenvergrößerung kann jeder Mensch von Kindheit an wirksam vorbeugen. Und dies ist ganz einfach, man muss es nur rechtzeitig und konsequent tun. Dabei schadet es so gut wie niemandem, wenn er sein Leben lang eine ausreichende Menge Jodid in Form von Tabletten einnimmt.

Obwohl eigentlich (fast) jeder von dem Ersatz des in der Nahrung fehlenden Jods profitiert, gibt es Menschen, die unbedingt eine solche Vorbeugemaßnahme ergreifen sollten.

Dosierung bei Kindern und Jugendlichen Kinder sollten täglich 100 μg Jod, Jugendliche 100 bis 200 μg Jod zu sich nehmen. Diese Menge an Jod ist so niedrig, dass sie bei jungen Menschen so gut wie nie Nebenwirkungen hervorruft. Da sich autonome Bezirke in der Schilddrüse fast immer erst im mittleren Lebensalter entwickeln, kann man hier auf eine Untersuchung der Schilddrüse bei jungen Menschen verzichten.

Die Gefahr einer Schilddrüsenüberfunktion

Erwachsene, bei denen der Jodmangel möglicherweise schon zu einem knotigen Kropf und der Ausbildung von autonomen Bezirken geführt hat, können durch Jodzufuhr in seltenen Fällen eine Schilddrüsenüberfunktion auslösen. Deshalb sollten Sie sich, wenn Sie nicht mehr im jugendlichen Alter sind, vom Arzt untersuchen lassen, bevor Sie blindlings Jodidtabletten einnehmen. Wer allerdings von Kindesbeinen an mit Jodgaben eine Kropfbildung verhindert hat, bei dem besteht später so gut wie keine Gefahr für eine etwaige Überfunktion durch eine Schilddrüsenautonomie.

Den Jodmangel ausgleichen

Kropf in der Familie Sinnvoll ist die regelmäßige Einnahme von Jodidtabletten für alle Menschen, in deren Familie mehrere Personen an einem Kropf leiden. Umgekehrt kann man sagen: Wenn Ihre Schilddrüse vergrößert ist, sollten nicht nur Sie behandelt werden, sondern Sie sollten auch dafür Sorge tragen, dass Ihre Kinder Jod einnehmen, damit sie nicht später dasselbe Schicksal erleiden.

Nach erfolgreicher Behandlung Patienten, bei denen ein Kropf mit Medikamenten, durch Operation oder Radiojodtherapie erfolgreich behandelt wurde, sollten sich durch die Einnahme von Jod schützen.

In der Schwangerschaft Um das ungeborene Kind vor einem Jodmangel und einer Schilddrüsenvergrößerung bereits im Säuglingsalter zu bewahren, sollten alle schwangeren und stillenden Frauen 200 bis 300 µg Jod täglich einnehmen.

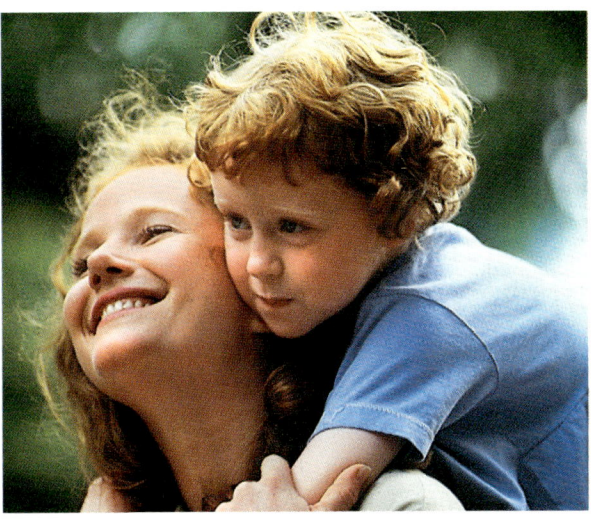

Die Neigung zu einer vergrößerten Schilddrüse kann unter Umständen auch vererbt werden. Betroffene sollten deshalb ihren Kindern vorbeugend Jod verabreichen.

Auf jodreiche Ernährung achten

Erwachsene Menschen benötigen täglich etwa 200 µg Jod, um ihren Bedarf zu decken. Tatsächlich aber sind die Nahrungsmittel in Deutschland so arm an Jod, dass jeder Bundesbürger im Durchschnitt nur 90 bis 130 µg am Tag erhält. Schließlich enthalten die Böden so wenig Jod, dass weder die darauf wachsenden Getreide-, Obst- und Gemüsesorten noch die darauf weidenden Tiere genügend Jod aufnehmen. Lediglich Meerestiere enthalten größere Mengen, da sie in einer jodreichen Umgebung leben.

Jodverlust beim Kochen Es ist gar nicht so einfach, allein mithilfe einer gesunden jodreichen Ernährung den täglichen Jodbedarf zu decken. Dazu müssten Sie nahezu täglich, zumindest aber zwei- bis viermal pro Woche Hochseefisch essen. Doch auch hier

Man sollte bei der Auswahl der Nahrungsmittel auf den Jodgehalt achten. Seefisch und andere Meeresprodukte gehören zu den Speisen, die besonders viel davon enthalten.

Die wichtigsten Schilddrüsenerkrankungen

So viel Jod täglich

Alter	Jod pro Tag	Alter	Jod pro Tag
0–4 Monate	50 µg	über 7 Jahre	150 µg
4–12 Monate	80 µg	über 13 Jahre	200 µg
1–4 Jahre	100–120 µg	Erwachsene	200 µg
4–7 Jahre	120–150 µg	Schwangere und Stillende	200–300 µg

Nach Empfehlungen der Deutschen Gesellschaft für Ernährung

Bei der Bewertung des Jodgehalts verschiedener Nahrungsmittel sollte man bedenken, dass durch die übliche Zubereitung der Speisen – Kochen, Braten, Dünsten – sehr viel Jod wieder verloren geht.

gibt es Probleme, denn selbst wenn der rohe Fisch eine große Menge Jod enthält, geht ein Großteil davon beim Braten oder Kochen verloren. So beträgt beispielsweise der Jodgehalt von 100 Gramm rohem Schellfisch 243 µg. In der gleichen Menge gekochtem Schellfisch sind aber nur noch 74 µg Jod enthalten. 200 Gramm gebratene Scholle versorgen Sie nur mit 22 µg Jod, auch wenn die rohe Scholle 380 µg enthält.

Jod im Salat Auch in Feldsalat und Spinat sind mit 60 µg bzw. 12 µg pro 100 Gramm noch relativ große Mengen Jod enthalten. Allerdings müssten Sie täglich riesige Mengen Salat essen, damit Ihr Körper die nötige Jodmenge bekommt. Welche Jodmengen Sie in verschiedenen Lebensmitteln finden, erfahren Sie in der Tabelle auf der folgenden Seite. Bedenken Sie aber auch bei diesen Angaben, dass jede Zubereitung durch Kochen, Braten, Dünsten usw. den Jodgehalt deutlich erniedrigen kann.

Jodsalz Eine weitere Möglichkeit, den Jodmangel in der Nahrung zumindest teilweise auszugleichen, besteht darin, dass Sie anstelle von normalem Salz Jodsalz verwenden. Aber auch dieses Jodsalz enthält in Deutschland nur 20 µg Jod pro Gramm Salz. Mit dem hier erhältlichen Jodsalz können wir unserer Schilddrüse nur etwa 100 µg Jod zuführen, wenn wir fünf Gramm Jodsalz zum Zusalzen benutzen. Und da wir bereits über Fertignahrungsmittel wie Wurst und Käse eine Menge Salz zu uns nehmen, kann nicht

Rohkost eignet sich zur Jodaufnahme besonders gut, da hier das Jod nicht durch Kochen beeinträchtigt wird.

Jodhaltige Nahrungsmittel

generell empfohlen werden, die Menge an Salz, mit der wir unsere Speisen zusätzlich würzen, zu erhöhen. Schließlich reagieren viele Menschen auf größere Mengen Salz mit Bluthochdruck. Und ein hoher Blutdruck kann wiederum – vor allem zusammen mit weiteren Risikofaktoren – zu Durchblutungsstörungen, Herzinfarkt und Schlaganfall führen.

Ganz wichtig ist bei der Verwendung von Jodsalz, dass Sie das Salz, z. B. zum Kochen von Kartoffeln oder Nudeln, nicht ins Kochwasser geben. Hier ginge eine große Menge Jod verloren. Würzen Sie Ihre gekochten Speisen erst nach dem Kochen, Braten oder Dünsten mit Jodsalz.

Aber auch das reicht hier zu Lande nicht aus, um die Schilddrüse mit genügend Jod zu versorgen. Deshalb bleibt die Gefahr groß, dass es früher oder später zu einer Kropfbildung kommt.

Jodgehalt verschiedener Lebensmittel

Lebensmittel	Jodgehalt pro 100 Gramm	Lebensmittel	Jodgehalt pro 100 Gramm
Lebertran	840 µg	Milch ab 1,5% Fettgehalt	11 µg
Seelachs	260 µg	2 Hühnereier (~ 100 g)	10 µg
Schellfisch	243 µg	Ananas	max. 10 µg
Garnelen	130 µg	Roggenbrot	8,5 µg
Kabeljau	120 µg	Weißbrot	6 µg
Goldbarsch	99 µg	Butter	4,5 µg
Makrele	74 µg	Kartoffeln	4 µg
Feldsalat	max. 60 µg	Joghurt mit 3,5% Fettgehalt	4 µg
Austern	58 µg		
Thunfisch	50 µg	Edamer Käse mit 45% Fettgehalt i.T.	4 µg
Champignons	18 µg	Rindfleisch	3 µg
Brokkoli	15 µg	Schweinefleisch	3 µg
Möhren	15 µg	Reis	2 µg
Grünkohl	12 µg	Apfel	1,5 µg
Spinat	12 µg		

Übrigens gibt es ein erkennbares Nord-Süd-Gefälle der Jodhaltigkeit von Gemüse und Fleisch. Im Vergleich zu den Küstengebieten ist der Jodmangel in der Alpenregion noch weitaus größer.

Selbst bei bewusster und gesunder Ernährung wird die mit der Nahrung zugeführte Jodmenge oft nicht genügen, um die Schilddrüse ausreichend zu versorgen. Oft empfiehlt sich eine Nahrungsergänzung mit Jodidtabletten in Absprache mit dem Hausarzt.

Wurst, Käse und Brot Sie können Ihre Jodzufuhr schließlich noch dadurch erhöhen, indem Sie Wurst, Käse und Brot von Herstellern kaufen, die ihre Produkte mit Jodsalz würzen. Allerdings müssen Sie sich erst auf die Suche begeben, um solche Betriebe zu finden. Vielleicht aber können Sie Ihren Metzger oder Bäcker aber sogar dafür gewinnen, seine Waren in Zukunft mit Jodsalz zu würzen.

Mineralwasser Schließlich gibt es noch einige Mineralwässer, die eine relativ hohe Menge an Jod enthalten, z. B. 100 µg pro Liter. Erkundigen Sie sich, in welchem Mineralwasser viel Jod enthalten ist. Sie können die Mengenangabe auch selbst auf dem Etikett der Flasche ablesen. Am sichersten und einfachsten erhalten Sie die für Sie richtige Menge an Jod, indem Sie täglich Jodidtabletten einnehmen. Natürlich sollten Sie sich trotzdem gesund und ausgewogen ernähren sowie ab und zu einen Hochseefisch oder andere Meeresfrüchte genießen.

Schilddrüsenunterfunktion (Hypothyreose) – von Beruf müde

Schilddrüsenunterfunktion bedeutet, dass der Körper nicht ausreichend mit Schilddrüsenhormonen versorgt wird.

Die Unterfunktion ist die häufigste Funktionsstörung der Schilddrüse. Darunter leiden schätzungsweise ein bis drei Prozent aller erwachsenen Deutschen. Die so genannte verborgene und in der Medizinersprache als subklinisch oder latent bezeichnete Schilddrüsenunterfunktion ist mit sechs bis zehn Prozent noch weitaus häufiger. Frauen sind dabei viermal öfter von einer Hypothyreose betroffen als Männer.

Ursachen und Formen der Hypothyreose

Man unterscheidet die angeborene Hypothyreose und die erworbene Schilddrüsenunterfunktion. Die angeborene Form kommt bei etwa einem von 3000 Neugeborenen vor. Die Ursache dieser

Ursachen der Unterfunktion

Unterfunktion ist meist eine völlig fehlende oder nicht richtig angelegte Schilddrüse. Weil Schilddrüsenhormone zum körperlichen Wachstum und zur geistigen Reifung unerlässlich sind, würde eine unentdeckte Schilddrüsenunterfunktion im Säuglingsalter zu schweren Schäden – auch psychischen – führen. Deshalb wird kurz nach der Geburt im Blut jedes Neugeborenen der TSH-Spiegel bestimmt, der bei einer Unterfunktion stark erhöht ist. Wird die mangelhafte oder fehlende Produktion von Hormonen durch Gabe von künstlich hergestellten Schilddrüsenhormonen behandelt, kann sich das Kind völlig normal entwickeln.

Viel häufiger tritt die Schilddrüsenunterfunktion bei Erwachsenen auf, besonders im höheren Alter. Die Ursache für diese Form der Schilddrüsenunterfunktion ist in über der Hälfte der Fälle eine chronische Schilddrüsenentzündung (Hashimoto-Thyeroidits → Seite 82). Den Namen Entzündung trägt diese Erkrankung nur aufgrund der mit ihr einhergehenden feingeweblichen Veränderungen. Dass im Körper eine Entzündung abläuft, verspürt der Betroffene dagegen so gut wie nie, vermutlich auch deshalb, weil sich diese Entzündung ganz langsam über Jahre bis Jahrzehnte hinzieht.

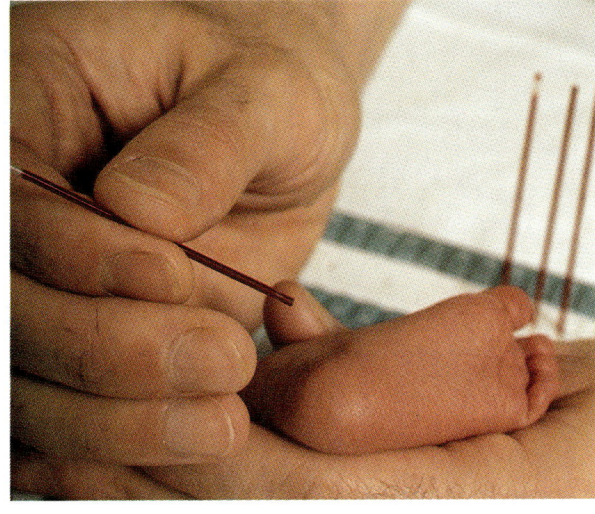

Aus der Ferse entnimmt der Arzt Blut, um den TSH-Wert des Neugeborenen zu bestimmen.

Oft ist eine chronische, aber von vielen Menschen gar nicht bemerkte Schilddrüsenentzündung Ursache für eine Unterfunktion. Diese Entzündung führt nach Jahren, manchmal sogar erst nach Jahrzehnten zur Funktionsstörung.

Medizinisch bedingte Unterfunktion

Die zweithäufigste Ursache für eine Schilddrüsenunterfunktion ist medizinisch bedingt. Diese Formen treten z. B. dann auf, wenn nach der operativen Entfernung oder einer Radiojodtherapie die verkleinerte Schilddrüse nicht mehr genügend Hormone herstellen kann und dieser Hormonmangel nicht durch künstliche Hormone in Tablettenform ersetzt wird. Oftmals wissen die Betroffenen nicht, dass sie die vom Arzt nach einer Operation oder Radiojodbehandlung verordneten Medikamente ihr Leben lang ohne Pause einnehmen müssen. In höherem Alter vergessen viele Menschen immer öfter, die Medikamente zu nehmen.

Auch die nicht ausreichend vom Arzt kontrollierte Einnahme von Mitteln, welche die Hormonproduktion bei einer Schilddrüsenüberfunktion bremsen sollen (Thyreostatika), kann zu einer medizinisch bedingten Unterfunktion führen. Dabei spielen die Krankheitserscheinungen einer Schilddrüsenunterfunktion ebenfalls eine entscheidende Rolle: Stellt sich unter der Einnahme einer zu hohen Dosis dieser Thyreostatika eine Unterfunktion ein, fehlt dem Patienten rasch der Antrieb, zum Arzt zu gehen. So schluckt er die zu hohe Dosis weiter, und die Unterfunktion nimmt immer gefährlichere Züge an.

Weitere Ursachen

Bei manchen Frauen zeigt sich nach der Geburt eines Kindes ein (meist) vorübergehender Mangel an Schilddrüsenhormonen, der aber selten so groß ist, dass er behandelt werden muss.

Neben diesen relativ häufigen gibt es auch seltene Ursachen für eine Schilddrüsenunterfunktion. Es kann der Regelkreis auch auf der Ebene der Hirnanhangsdrüse oder des Hypothalamus im Mittelhirn gestört sein. Dann stellt die Schilddrüse weniger Hormone her, weil sie entweder von der Hirnanhangsdrüse oder vom Hypothalamus nicht mehr dazu angeregt wird. Entsprechend sind entweder das Hormon TSH aus der Hirnanhangsdrüse oder das Hormon TRH aus dem Hypothalamus erniedrigt. Beide Formen der Unterfunktion sind extrem selten, was auch für die Schilddrüsenhormonresistenz gilt. Bei Letzterer werden zwar genügend Schilddrüsenhormone produziert und ins Blut abgegeben, aber sie können nicht an die Bindungsstellen der Schilddrüsenzellen andocken, weil diese aufgrund eines genetischen Fehlers falsch aufgebaut sind.

Beschwerden bei Hypothyreose

Die Schilddrüsenunterfunktion wird oftmals spät erkannt, weil sich die durch sie verursachten Beschwerden ganz langsam entwickeln. Da die Schilddrüsenhormone für alle Stoffwechselpro-

Symptome der Unterfunktion

zesse im Körper benötigt werden, ist es einleuchtend, dass diese Prozesse bei einem Mangel an Schilddrüsenhormonen langsamer ablaufen. Es kommt zu einem geistigen und körperlichen Leistungsabfall. Doch diese Verlangsamung stellt sich ebenfalls schleichend ein, und dazu oft noch in einem Alter, in dem »sowieso alles nicht mehr so rund läuft wie früher«.
Angehörige von Menschen, insbesondere von Senioren, mit einer Schilddrüsenunterfunktion reagieren auf diese Symptome oft mit der Einstellung, dass sich das Alter nun stärker als zuvor an Körper und Geist der Betroffenen schadhaft gehalten habe, und dass dies in diesem Lebensabschnitt nicht zu verhindern sei und akzeptiert werden müsse.

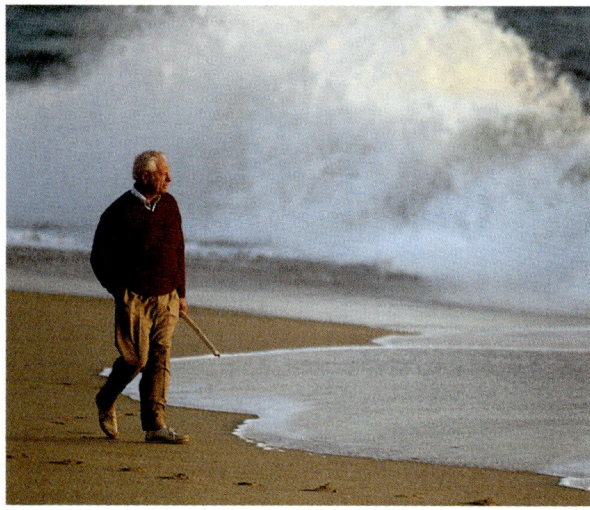

Eine Behandlung mit Schilddrüsenhormonen kann auch älteren Menschen rasch wieder zu mehr Lebensfreude verhelfen.

Oft müde, machmal depressiv

Das soll nun aber nicht heißen, dass jede depressive Verstimmung, jedes Nachlassen von Konzentration und Interesse sowie alle Arten von Müdigkeit und Antriebsarmut immer auf einer Schilddrüsenunterfunktion beruhen. Dennoch sollten Sie diese Symptome ernst nehmen. Machen Sie sich die Mühe, Ihren Arzt aufzusuchen, wenn es Sie betrifft.
Diagnostiziert der Arzt dann tatsächlich eine Unterfunktion der Schilddrüse, kann er Ihnen auf einfache und nachhaltige Weise helfen: Durch die Behandlung mit Schilddrüsenhormonen verschwinden die Symptome bald wieder und der vermeintlich »altersschwache« Mensch ist nun wieder munter und lebensfroh.
Natürlich sind neben dem Nervensystem und der Psyche noch viele andere Körperregionen und -vorgänge betroffen. Ein sehr typisches Krankheitszeichen ist, dass Menschen mit Schilddrü-

Der Verdacht auf eine Schilddrüsenunterfunktion liegt nahe, wenn die Symptome von Müdigkeit, Konzentrationsschwäche und Antriebsarmut länger anhalten oder sogar noch stärker werden.

Die wichtigsten Schilddrüsenerkrankungen

> **Typische Symptome der Psyche und des Nervensystems bei Schilddrüsenunterfunktion**
>
> - Verlangsamung
> - Müdigkeit
> - Desinteresse
> - Wiederholte Konzentrationsstörungen
> - Depressionen
> - Antriebsmangel
> - Gedächtnisschwäche
> - Eventuell unangemessene Gefühlsäußerungen

Auch Haut und Haare werden bei einer Unterfunktion der Schilddrüse in Mitleidenschaft gezogen. Trockene, schuppige Haut, glanzloses Haar und brüchige Nägel sind recht deutliche Hinweise auf eine mögliche Hypothyreose.

senunterfunktion häufig frieren und ihnen selbst in einem geheizten Raum zu kalt ist. Im Sommer tragen Sie immer eine Strickjacke und winterliche Temperaturen sind Ihnen ein Graus. Dies liegt daran, dass durch den verlangsamten Stoffwechsel zu wenig Energie und damit auch Wärme freigesetzt wird. Manchmal lässt sich bei Patienten mit schwerer Hypothyreose sogar eine erniedrigte Körpertemperatur messen.

Gewichtszunahme bei Schilddrüsenunterfunktion

Obwohl die meisten Patienten mit einer Unterfunktion meist nur wenig essen, nehmen sie an Gewicht zu. Auch lagern sie mehr Wasser ein, was zu teigigen Schwellungen von Gesicht, Beinen und anderen Regionen führt. Im Gegensatz zu reinen Wassereinlagerungen entsteht beim Druck mit dem Finger auf die Schwellungen bei Schilddrüsenunterfunktion keine Delle. Die Haut ist bei Hypothyreose trocken und schuppig, sie fühlt sich kühl an und sieht blassgrau aus. Auch die Haare sind trocken, glänzen nicht, wirken struppig und fallen vermehrt aus. Finger- und Fußnägel wachsen langsam und brechen schnell wieder ab.

Von der Hypothyreose stark in Mitleidenschaft gezogen wird auch das Herz-Kreislaufsystem. Das Herz der betroffenen Patienten schlägt langsamer, sie haben einen niedrigen Blutdruck und sie erkranken doppelt so häufig an einer Verengung der Herzkranzgefäße wie Menschen mit normaler Funktion der Schilddrüse. Da auch die Herzleistung bei einer Hypothyreose um bis zu 30 Prozent abnimmt, kann eine Herzschwäche entstehen. Diese Herzschwäche äußert sich in verminderter Belastbarkeit und Atemnot schon bei geringsten Anstrengungen.

Doch das ist noch immer nicht alles, was eine Unterfunktion der Schilddrüse im Körper anrichten kann. Menschen mit dieser Störung haben häufig eine große Zunge, ihre Sprache klingt verwaschen, und sie sprechen langsam mit tiefer und rauher Stimme. Sie neigen zur Verstopfung, leiden häufig unter Blutarmut, und ihre Nieren funktionieren nicht mehr richtig. Oft kommen zu diesen Beschwerden noch Muskelschwäche und Schmerzen in den Muskeln hinzu.

Typische körperliche Beschwerden bei einer Schilddrüsenunterfunktion sind:

- Frieren und niedrige Körpertemperatur
- Gewichtszunahme bei geringem Appetit
- Schwäche, geringe Belastbarkeit und Atemnot
- Langsamer Puls, niedriger Blutdruck und Angina pectoris
- Verstopfung
- Kühle und trockene Haut
- Schwellungen der Haut
- Trockene, stumpfe Haare und Haarausfall
- Brüchige und langsam wachsende Fingernägel

Manchmal werden die Symptome der Schilddrüsenunterfunktion fälschlich auch als »typische Alterserscheinungen« betrachtet, die keiner Behandlung bedürfen. Das kann sich als verhängnisvoll erweisen.

Erhöhtes Herzinfarktrisiko bei Schilddrüsenunterfunktion

Einer der wichtigsten Gründe für das hohe Herzinfarktrisiko bei der Hypothyreose liegt in der Störung des Fettstoffwechsels. Dabei sind das Gesamtcholesterin und das für die Gefäße besonders gefährliche LDL-Cholesterin erhöht, während das die Gefäße schützende HDL-Cholesterin erniedrigt ist. Von dieser Konstellation weiß man, dass sie die Verengung und Verkalkung der Herzkranzgefäße besonders rasch vorantreibt und ein großes Risiko für einen Herzinfarkt darstellt.

Achtung Risiko! Zu selten wird bedacht, dass sich infolge einer Schilddrüsenunterfunktion die Gefahr, einen Herzinfarkt zu erleiden, wesentlich erhöht.

Frauen leiden unter Zyklusstörungen, die Monatsblutung setzt manchmal völlig aus. Die Schilddrüsenunterfunktion ist auch nicht selten schuld an einer Unfruchtbarkeit. Auch während der Schwangerschaft kann die Hypothyreose gefährlich werden: Sie kann zu Früh- und Fehlgeburten führen und die Geburt durch Wehenschwäche erschweren. Männer können impotent werden und in seltenen Fällen eine weibliche Brust entwickeln.

Beschwerden bei älteren Menschen mit Hypothyreose

Würden alle diese Beschwerden zusammen auftreten, wäre die Diagnose einer Schilddrüsenunterfunktion gar nicht so schwierig. Aber das kommt nur selten vor. So leiden insbesondere ältere Menschen nur unter einigen dieser Symptome. Und bei diesen Patienten sind viele der typischen Beschwerden in leichterer Form auch vorher schon da gewesen. Einige Patienten leiden unter stärkeren Muskelschmerzen als früher, bei anderen verstärken sich eventuell nur die ohnehin schon häufig vorhandenen Probleme mit dem Stuhlgang. Und wenn eine alte Dame mit depressiver Grundstimmung und Antriebsschwäche sich auch im Sommer warm anzieht, schiebt man dies gerne auf ihre Absonderlichkeit oder ihren »Altersstarrsinn«.

Bei älteren Menschen aber äußern sich viele Krankheiten – nicht nur die Schilddrüsenunterfunktion – in einer auffälligen Änderung des Verhaltens oder Allgemeinbefindens. Wenn Sie derartige Veränderungen bei älteren Familienangehörigen bemerken, dann sollten Sie dies nicht einfach dem Alter zuschreiben, sondern zunächst einmal einen Arzt zu Rate ziehen.

Vorsicht, Lebensgefahr! Vor allem bei älteren Menschen, die schon länger unter einer unbehandelten Hypothyreose leiden, kann es in Belastungssituationen zu einem lebensbedrohlichen Koma kommen. Dann kann nur noch der Notarzt helfen!

Das lebensgefährliche Koma

Vor allem ältere Menschen mit einer lange unerkannten oder nicht bzw. unzureichend behandelten Schilddrüsenunterfunktion können ganz plötzlich in einen lebensbedrohlichen Zustand geraten, das so genannte hypothyreote Koma. Manchmal ist kein äußerer Anlass erkennbar, oft aber lösen Operationen, schwere Begleiterkrankungen, Unfälle, die Einnahme von starken Beruhigungsmitteln und ein längerer Aufenthalt im Kalten diesen lebensgefährlichen Zustand aus. Dabei erleidet der Körper einen so starken Hormonmangel, dass er seine Stoffwechselfunktionen kaum mehr aufrechterhalten kann. Die betroffenen Patienten atmen langsamer, dadurch erhält der Körper zu wenig Sauerstoff. Niedriger Blutdruck und Puls tragen weiter dazu bei, dass die Sauerstoffversorgung im Gehirn soweit abnimmt, dass der Patient sein Bewusstsein verliert. Ein charakteristisches Zeichen für das hypothyreote Koma ist eine niedrigere Körpertemperatur. Wenn Sie bei einem Menschen mit bekannter Unterfunktion der Schilddrüse eine Atemschwäche oder eine Bewusstseinstrübung bemerken, rufen Sie sofort den Notarzt, denn nur auf der Intensivstation hat der Patient eine Überlebenschance.

Eines der deutlichsten Anzeichen für ein hypothyreotes Koma ist eine starke Erniedrigung der Körpertemperatur, ohne dass dafür äußere Ursachen erkennbar sind.

Diagnostik der Unterfunktion

Sollten Sie den Verdacht haben, dass Sie an einer Hypothyreose leiden, kann der Arzt mit einer einfachen Blutabnahme feststellen, ob Sie mit Ihrer Annahme recht haben. Dabei bestimmt er die Blutspiegel von TSH und der freien Schilddrüsenhormone T3 und T4. Bei einer manifesten (echten) Schilddrüsenunterfunktion ist das T4 erniedrigt und der TSH-Wert erhöht. Das T3 kann manchmal noch normal sein, da die Schilddrüse sich bei einer Unterfunktion bemüht, noch so viel wie möglich von diesem biologisch aktiveren Hormon herzustellen und dafür zuerst die Produktion von T4 drosselt. Bei länger bestehender und/oder schwerer Unterfunktion ist meist auch das Hormon T3 erniedrigt.

Wichtige Untersuchungen zur Diagnose einer Hypothyreose

- Bestimmung der Blutspiegel von TSH, T3 und T4
- Bestimmung von Schilddrüsenantikörpern
- Ultraschalluntersuchung der Schilddrüse
- Eventuell Szintigraphie und Feinnadelpunktion

Wenn sich bei der Laboruntersuchung ein erhöhter TSH-Wert ergibt, während der T4-Wert erniedrigt ist, kann auf eine Unterfunktion der Schilddrüse geschlossen werden.

Die wichtigsten Schilddrüsenerkrankungen

Eine manifeste Hypothyreose zeigt deutliche Symptome, während eine latente (»unsichtbare«) Funktionsstörung kaum Beschwerden hervorruft.

Laborbefunde bei manifester und bei latenter Hypothyreose

	Manifeste Hypothyreose	Latente Hypothyreose
TSH	erhöht	erhöht
T4	erniedrigt	normal
T3	normal oder erniedrigt	normal

Besteht nur eine leichte Unterfunktion, welche die Schilddrüse mit massiver Steigerung ihrer Hormonproduktion so eben noch ausgleichen kann, ist nur der TSH-Wert erhöht, während die Hormonspiegel noch im Normbereich liegen. Sie erinnern sich: Bei nicht ausreichender Funktion bemerkt die Hirnanhangsdrüse einen Mangel an Schilddrüsenhormonen im Blut sofort und gibt größere Mengen ihres Hormons TSH ins Blut ab. Dieses regt die Schilddrüse zu einer Mehrproduktion von T3 und T4 an. Die Form, bei der nur der TSH-Wert erhöht ist, nennt der Arzt subklinische oder latente Hypothyreose.

Sicherung der Diagnose

Doch mit der Bestimmung dieser drei Hormone, TSH, T3 und T4, gibt der Arzt sich noch nicht zufrieden. Schließlich will er herausfinden, wodurch die Schilddrüsenunterfunktion verursacht wurde. Da in den meisten Fällen eine chronische Schilddrüsenentzündung, die Hashimoto-Thyreoiditis, dahinter steckt, bestimmt er im Blut noch Autoantikörper gegen Schilddrüsengewebe, die für diese Krankheit typisch sind.

Als eigentliche Ursache der Hypothyreose erweist sich recht oft eine chronische Entzündung der Schilddrüse. Um dies herauszufinden, wird auch auf Autoantikörper untersucht.

Weiterhin befragt der Arzt Sie genau nach Ihren Beschwerden und erkundigt sich nach früheren Schilddrüsenerkrankungen und deren Behandlung. Schließlich wird er Sie genau untersuchen. Zusätzlich führt der Arzt eine Ultraschalluntersuchung durch. Dabei stellt er nicht nur die genaue Größe der Schilddrüse fest, sondern kann auch den Verdacht auf eine Entzündung erhärten.

Hormonmangel ausgleichen

In diesem Fall stellt sich die Schilddrüse auf dem Bildschirm des Sonographie-Gerätes nicht wie üblich hellgrau dar, sondern sehr dunkel. Dies bezeichnet der Arzt als echoarm. Reichen diese Untersuchungen nicht aus, um die Diagnose einer Schilddrüsenunterfunktion sicher zu stellen und ihre Ursache zu erkennen, dann kann noch die Szintigraphie und/oder die Feinnadelpunktion weiterhelfen.

Behandlung der Unterfunktion

Die Behandlung einer Schilddrüsenunterfunktion ist denkbar einfach: Die fehlenden Hormone im Körper müssen lediglich durch die richtig dosierte Hormongabe in Tablettenform ersetzt werden. Wenn der Mangel dadurch ausgeglichen ist, verschwinden auch die Symptome wieder. Allerdings müssen Sie, wenn Sie an einer Hypothyreose leiden, die synthetischen Schilddrüsenhormone, die im Übrigen den natürlichen exakt nachgebildet sind, ein Leben lang regelmäßig und konsequent einnehmen. Eine Ausnahme hierbei stellt die Hypothyreose nach der Entbindung dar. Sie bildet sich meist rasch und nachhaltig zurück und muss nur in ausgeprägten Fällen behandelt werden.

Neben der täglichen Hormoneinnahme ist es unabdingbar, dass der Arzt in regelmäßigen Abständen anhand Ihres Befindens und Ihrer Hormonspiegel im Blut kontrolliert, ob die gewählte Dosis weiterhin die richtige ist.

Zur Behandlung der Schilddrüsenunterfunktion wird das synthetische Levothyroxin eingesetzt. Da der Körper sich daraus selbst diejenige Menge T3 herstellt, die er benötigt, ist die Kombination von T4 mit T3 in den allermeisten Fällen unnötig. Außerdem ruft die Gabe des aktive-

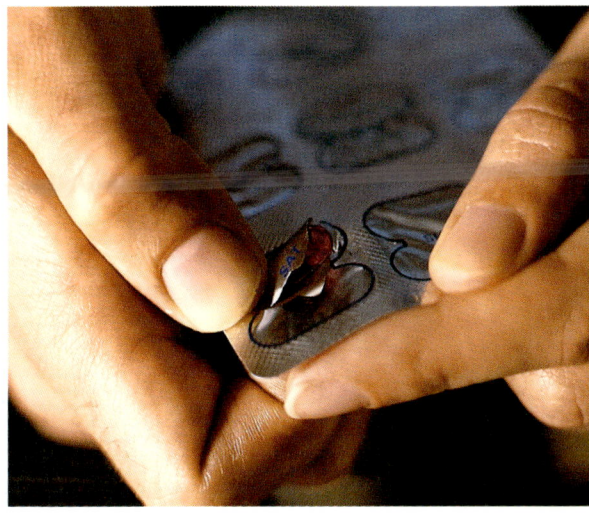

Bei der medikamentösen Behandlung der Hypothyreose muss die Einnahme der Hormonpräparate sehr regelmäßig erfolgen. Von Zeit zu Zeit wird der Arzt den Hormonspiegel überprüfen.

ren T3 in einer festen Dosis stärkere Nebenwirkungen hervor, die bei reinen T4-Präparaten (in der richtigen Dosis) nicht beobachtet werden.

Damit immer die gleiche Menge des eingenommenen Thyroxins vom Körper aufgenommen wird, sollten Sie Ihre Tablette jeden Morgen möglichst eine halbe Stunde vor dem Frühstück einnehmen. Gelingt Ihnen das nicht, dann können Sie auch einen anderen Zeitpunkt wählen. Möglicherweise muss die Hormondosis dabei etwas höher gewählt werden als bei der Einnahme morgens auf nüchternen Magen.

Das Hormonpräparat erreicht seine volle Wirkung, wenn die Tabletten morgens auf nüchternen Magen – am besten eine halbe Stunde vor dem Frühstück – eingenommen werden.

Obwohl die Hormontherapie der Hypothyreose im Prinzip relativ einfach ist, gibt es einige Regeln, die Sie beachten müssen. Nur dann hat die Behandlung mit Thyroxin keine Nebenwirkungen. Bis auf einen frischen Herzinfarkt gibt es keinen Grund, aus dem Thyroxin nicht eingenommen werden darf.

Da der überaus anpassungsfähige menschliche Körper sich auch bei einer erst seit kurzer Zeit bestehenden Schilddrüsenunterfunktion rasch an diesen Zustand gewöhnt, würde er über die sofortige Wiederherstellung normaler Hormonspiegel »erschrecken« und mit (leichten) Symptomen einer Schilddrüsenüberfunktion reagieren. Deshalb beginnt der Arzt die Behandlung zunächst mit einer sehr niedrigen Dosis des Schilddrüsenhormons Levothyroxin und steigert die Menge alle vier Wochen, bis die richtige Dosis für die Dauerbehandlung gefunden ist. Bei den meisten Patienten reicht eine Dosis zwischen 50 und 150 µg Thyroxin täglich aus.

Die richtige Dosierung von Thyroxin

Bei jungen Menschen beginnt der Arzt in der Regel mit 50 µg Thyroxin pro Tag und erhöht diese Menge alle vier Wochen um 25 bis 50 µg bis zur endgültigen Dosis. Je älter der Patient und je schwerer die Unterfunktion ist und je länger sie besteht, desto vorsichtiger muss der Arzt vorgehen. Er beginnt dann mit einer Dosis von 12,5 oder 25 µg pro Tag und steigert die Menge alle vier Wochen ebenfalls nur um 12,5 oder 25 µg. Um die richtige Dau-

Hormonwirkungen

> ### Levothyroxin – kein Diätmittel!
>
> Den günstigen Einfluss von synthetisch hergestellten Schilddrüsenhormonen auf das Körpergewicht sollten Sie aber auf keinen Fall dazu nutzen, um sich auf diese Weise einiger überflüssiger Kilos zu entledigen. Nehmen Sie also niemals mehr Tabletten ein, als Sie mit Ihrem Arzt vereinbart haben, und gehen Sie auch nicht heimlich an den Arzneimittelschrank, in dem noch ein paar Levothyroxintabletten von früheren Behandlungen lagern. Sie können damit eine Schilddrüsenüberfunktion auslösen und in große Gefahr geraten.

Tipp: Benutzen Sie Levothyroxin auf keinen Fall außerhalb einer ärztlich verordneten Behandlung.

erdosis zu finden, orientiert sich der Arzt vor allem am Befinden des Patienten und zusätzlich am TSH-Wert. Dieses Hormon soll in den normalen Bereich gesenkt werden. Normalisiert sich der TSH-Spiegel durch die Hormontherapie, weiß der Arzt, dass der Körper des Patienten wieder ausreichend mit Hormonen versorgt wird. Viel wichtiger als dieser Laborwert ist immer das Befinden des Patienten. Es kommt vor, dass einige Menschen, die schon länger an einer Hypothyreose leiden, sich derart an diesen Zustand gewöhnt haben, dass sie die Levothyroxindosis, unter der das TSH sich normalisiert, nicht vertragen. In diesen Fällen muss man eine leichte latente Schilddrüsenunterfunktion hinnehmen, um dem Patienten unnötige Nebenwirkungen zu ersparen.

Während der ersten Zeit der Behandlung kontrolliert der Arzt alle vier bis sechs Wochen die Höhe des TSH Spiegels und der Schilddrüsenhormone im Blut. Liegen die Werte unter der ermittelten Dauerdosis für Thyroxin im Normalbereich, müssen die Blutuntersuchungen nur noch in Abständen von sechs bis zwölf Monaten durchgeführt werden. Erhält der Patient die für ihn angemessene Dosis Thyroxin, bilden sich am schnellsten die psychischen Veränderungen zurück. Danach verschwinden die Muskelbeschwerden und die Kälteempfindlichkeit. Schließlich normalisiert sich auch das Körpergewicht.

Ist die Dauerdosis erst einmal ermittelt, gehen die Beschwerden bei regelmäßiger Einnahme bald zurück. Zuerst verbessert sich die psychische Befindlichkeit, dann verschwinden auch die körperlichen Symptome.

Obwohl Levothyroxin im Prinzip keine Nebenwirkungen hat, kann es die Wirkung von anderen Medikamenten verändern. So steigt bei zuckerkranken Patienten, die ihre Krankheit mit Insulin behandeln, der Insulinbedarf an. Bei Patienten, die Medikamente zur Verzögerung der Blutgerinnung bekommen, wie z. B. Marcumar® oder Coumadin®, kann die Wirksamkeit dieser Mittel durch Thyroxin verstärkt werden. Sie sollten während des Therapiebeginns mit Levothyroxin häufiger als sonst Ihren Blutzucker bzw. die Gerinnungswerte kontrollieren lassen und – wenn nötig – die Behandlung an die veränderten Werte anpassen.

Behandlung der latenten Hypothyreose

Eine latente (subklinische) Hypothyreose besteht, wenn der TSH-Wert erhöht ist, die freien Schilddrüsenhormone im Blut aber noch im Normbereich liegen. Findet der Arzt im Blut außerdem Autoantikörper gegen Schilddrüsengewebe, dann wird die latente Schilddrüsenunterfunktion durch eine chronische Schilddrüsenentzündung verursacht. In diesem Fall ist es sehr wahrscheinlich, dass die latente Form der Hypothyreose eines Tages in eine echte »manifeste« Form übergehen wird. Hier muss der Arzt die Schilddrüsenwerte regelmäßig kontrollieren und spätestens dann, wenn die Spiegel der Schilddrüsenhormone unter den Normbereich sinken, die Behandlung mit synthetischem Thyroxin beginnen.

Es spricht vieles dafür, auch die latente Unterfunktion der Schilddrüse behandeln zu lassen. Selbst wenn sie zunächst keine Beschwerden bereitet, erhöht sie jedoch das Herzinfarktrisiko beträchtlich.

Ob auch die latente Schilddrüsenunterfunktion behandelt werden soll, darüber herrscht heute noch keine Einigkeit. Viele Experten empfehlen aber, auch die subklinische Hypothyreose zu behandeln, wenn Beschwerden auftreten, die sehr wahrscheinlich durch diese Funktionsstörung verursacht werden. Ein weiterer wichtiger Grund für die Behandlung der latenten Unterfunktion der Schilddrüse ist die Tatsache, dass bereits diese Form mit einer Fettstoffwechselstörung einhergeht, die wiederum das Risiko für einen Herzinfarkt erhöht. Auch Kinder, Heranwachsende in der Pubertät sowie schwangere und stillende Frauen sollten den Hormonmangel durch eine Behandlung mit Thyroxin ausgleichen, da sie in besonderem Maße auf eine normale Hormonversorgung angewiesen sind. Ein weiteres Argument, das für die Behandlung auch der latenten Hypothyreose mit Thyroxin spricht, ist die ausgesprochen gute Verträglichkeit von Levothyroxin.

Zusätzliche Maßnahmen, natürliche Heilmethoden und Hausmittel

Diejenigen Patienten, deren Schilddrüsenunterfunktion durch eine chronische Schilddrüsenentzündung hervorgerufen wurde, sollten ein besonders stressarmes Leben führen. Man hat nämlich herausgefunden, dass die chronische Hashimoto-Thyreoiditis durch Stress verschlimmert und sogar verursacht werden kann. Stress darf man nicht grundsätzlich als krankmachende Nebenerscheinung des modernen Lebens verteufeln. Schließlich gibt es den so genannten guten oder Eustress und den weniger günstigen bis ungesunden Disstress. Der positive Stress besteht z. B. in den vielen Reizen und Anregungen, die wir für unsere Lebensführung ständig aus der Umwelt erhalten. Negativer Stress aber entsteht, wenn wir uns ständig unter Druck fühlen. Das bedeutet auch, dass Stress etwas sehr Persönliches ist: Während der eine bei größtem Druck von außen noch gelassen bleibt, reagiert der andere oft schon bei dem Gedanken an den Vorgesetzten und den vollen Schreibtisch mit Herzrasen, Bluthochdruck, Schwindel, Nervosität, schlechter Laune und bleierner Müdigkeit.

Ständige Über-, aber auch Unterforderung im Beruf erzeugt einen permanenten Stress, der für Schilddrüsenkranke ausgesprochen schädlich ist.

Disstress vermeiden

Kein Mensch ist in der Lage, in jeder Situation Gelassenheit und Ruhe zu bewahren. Für jeden gibt es ganz persönliche Stresssituationen, die ihn auf die Palme bringen. Das ist auch nicht weiter schlimm. Gefährlich wird es erst, wenn dauerhafter Stress entsteht. Dies kann beispielsweise der Fall sein, wenn sich jemand in seinem Beruf ständig über- oder unterfordert fühlt, wenn er sich nicht verwirklichen kann. Dasselbe gilt natürlich auch für das Privatleben, für Partnerschaft und Familie. Wenn Sie ein stressiges Leben führen, dauerhaften Belastungen ausgesetzt sind und zu-

Menschen, die unter einer chronischen Schilddrüsenentzündung leiden, sollten starke Aufregung und negativen Stress möglichst meiden.

sätzlich die oben beschriebenen körperlichen und psychischen Symptome auftreten, dann sollten Sie einmal innehalten und überdenken, ob Sie in Ihren Alltag nicht mehr Ruhe und Gelassenheit bringen können.

Drei Wege zur Stressbewältigung
- Sie versuchen, Stress zu vermeiden.
- Sie lernen, mit Stress gelassener umzugehen.
- Sie tun etwas dafür, um Stress schneller abzubauen.

Zum ersten Punkt sollten Sie eine Woche lang Tagebuch darüber führen, was Sie besonders in Rage bringt. Betrachten Sie Ihre Notizen dann einmal in Ruhe, und analysieren Sie ganz kühl, ob Sie es nicht selbst sind, der/die aus einer Mücke immer wieder einen Elefanten macht. Außerdem können Sie bei Ihren Aufzeichnungen auch Situationen entdecken, die tatsächlich vermeidbar sind. Wenn Sie auf Ihrem täglichen Weg zum Büro mit hochrotem Kopf und laut schimpfend im Stau stehen, dann fahren Sie doch einmal zehn Minuten früher von zu Hause weg oder steigen Sie öfter in öffentliche Verkehrsmittel ein.

Um gelassener mit Stress umzugehen, gibt es viele Möglichkeiten. Ob Sie nun regelmäßig einen Spaziergang machen, jeden Abend eine Entspannungskassette anhören oder sich einem Yoga-Kurs anschließen – Sie werden merken, dass sich die Anspannung in Ihrem Körper und Ihrer Seele nach einem anstrengenden Tag nicht nur schneller löst, sondern dass Sie nach einiger Zeit gar nicht mehr so gereizt und gestresst auf verschiedene Situationen reagieren.

Suchen Sie sich aus den vielen Möglichkeiten etwas aus, was Ihnen persönlich besonders gut tut.

> Es gibt eine Reihe bewährter Entspannungsmethoden, die relativ leicht zu erlernen sind. Ihr Hausarzt vermittelt auf Anfrage den Kontakt zu den entsprechenden Übungsgruppen.

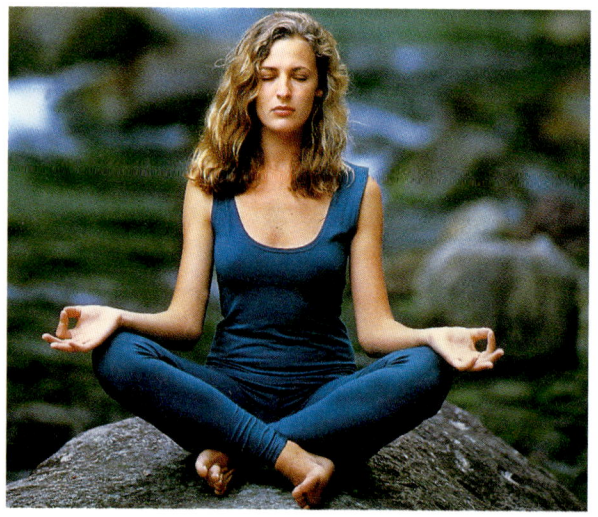

Dabei ist es völlig unwichtig, ob Sie ein höheres Maß an Gelassenheit, Wohlbefinden und Gesundheit durch autogenes Training, Meditation, Yoga, Tai Chi, Qi Gong, Sport oder eine andere Methode erreichen.

Vorbeugende Maßnahmen

Außer einem gesunden, stressarmen Leben gibt es keine Möglichkeiten, der Schilddrüsenunterfunktion vorzubeugen, die durch eine chronische Entzündung hervorgerufen wird. Sie können der Unterfunktion nach Schilddrüsenoperation oder Radiojodtherapie vorbeugen, indem Sie die verordneten Schilddrüsenhormone lebenslang ohne Pause einnehmen und in regelmäßigen, mindestens jährlichen Abständen beim Arzt überprüfen lassen, ob die Dosis Ihrer Hormontabletten noch stimmt.

Wer stressarm lebt, schont nicht nur seine Nerven, sondern beugt auch einer Schilddrüsenentzündung und der damit verbundenen Hypothyreose vor.

Schilddrüsenentzündungen (Thyreoiditiden)

Es gibt drei Hauptformen von Schilddrüsenentzündungen:
- Akute Thyreoiditis
- Subakute (nicht ganz akut verlaufende) Thyreoiditis
- Chronische Thyreoiditis.

Die Schilddrüsenentzündung ist die häufigste Ursache einer Schilddrüsenunterfunktion. Zunächst jedoch stellen wir Ihnen die akute Thyreoiditis vor.

Bei einer akuten Schilddrüsenentzündung treten neben Druckschmerzen vor allem auch Schluckbeschwerden auf.

Akute Schilddrüsenentzündung

Die akute eitrige Schilddrüsenentzündung, die durch Bakterien verursacht wird, ist eher selten. Dabei reagiert die Schilddrüse sehr schmerzhaft auf Druck, und die Haut über dem entzündeten, geschwollenen Bezirk ist oft gerötet. Gleichzeitig bereitet das Schlucken zum Teil starke Schmerzen. Die Schmerzen strahlen in den Kiefer und die Ohren aus. Deshalb kann die Schilddrüsen-

Die wichtigsten Schilddrüsenerkrankungen

> ### Antibiotika gegen bakterielle Thyreoiditis
>
> Auch wenn Sie einer Antibiotika-Einnahme eher skeptisch gegenüberstehen und z. B. eine Bronchitis lieber mit natürlichen Mitteln auskurieren wollen, sollten Sie bei einer bakteriellen Schilddrüsenentzündung nicht zögern, die vom Arzt verordneten Antibiotika so früh wie möglich einzunehmen. Sie bewahren sich damit nicht nur vor einer chirurgischen Behandlung (bei der die Antibiotika dann ohnehin eingesetzt werden müssen), sondern schützen sich auch vor einer entzündungsbedingten Schilddrüsenunterfunktion, die Sie dazu zwingt, Ihr Leben lang Schilddrüsenhormone als Medikament einzunehmen.

Eine Feinnadelpunktion ist wichtig, um die bakteriellen Entzündungserreger eindeutig identifizieren zu können. Dann kann ihre Bekämpfung mit spezifisch wirksamen Antibiotika ganz gezielt erfolgen.

entzündung leicht mit einer Hals- oder Ohrenentzündung verwechselt werden.

Typisch für die akute Schilddrüsenentzündung ist ein sehr schlechter Allgemeinzustand mit Fieber, Schweißausbrüchen, schnellem Puls und starkem Krankheitsgefühl.

Oft reichen das Abtasten der geschwollenen und schmerzhaften Schilddrüse und eine Blutuntersuchung aus, um die Diagnose zu stellen. In unklaren Fällen untersucht der Arzt die Schilddrüse mit dem Ultraschall. Dabei erkennt er die befallenen Bezirke als dunkle, echoarme Bereiche, die zur Umgebung hin nicht gut abzugrenzen sind. Auch wenn jetzt die Diagnose relativ eindeutig ist, wird der Arzt wahrscheinlich noch eine Feinnadelpunktion durchführen, und zwar um die Bakterien zu identifizieren, die für die Entzündung verantwortlich sind, und sie gezielt mit einem Antibiotikum behandeln zu können.

Durch die antibiotische Behandlung, die so früh wie möglich begonnen werden muss, heilt die akute Thyreoiditis fast immer schnell aus. Nur wenn die Bakterien einen Abszess in der Schilddrüse hervorgerufen haben, muss dieser operativ entfernt werden. Das kommt aber nur sehr selten vor – insbesondere dann nicht, wenn die Antibiotikatherapie rechtzeitig durchgeführt

Schmerzhafte Symptome

wurde. Ebenfalls sehr selten zerstören die Bakterien dermaßen große Schilddrüsenanteile, dass eine Unterfunktion entsteht. Diese muss dann wie jede andere Schilddrüsenunterfunktion lebenslang mit Schilddrüsenhormonen behandelt werden.

Subakute Schilddrüsenentzündung (De Quervain-Thyreoiditis)

Weniger selten, aber manchmal ähnlich dramatisch wie die akute eitrige ist die subakute Schilddrüsenentzündung. Sie entsteht meist zwei Wochen nach einer (Virus-)Infektion der Atemwege. Wenn Schnupfen, Gliederschmerzen, Halsweh und Husten abgeklungen sind, fühlt man sich plötzlich wieder schlapp und schwer krank. Auch Fieber und Schüttelfrost können auftreten. Dieses Krankheitsgefühl kann sich innerhalb kurzer Zeit noch deutlich verschlechtern.

Der Arzt stellt bei der Blutuntersuchung eine stark beschleunigte Blutsenkung aber ein normales Blutbild fest. Wenn auch die Schilddrüse (bzw. der befallene Bereich) sehr schmerzhaft ist, fällt die Diagnose leicht. Diese Schmerzen strahlen oft in den ganzen Hals, den Kiefer und die Ohren aus. Besonders das Abtasten der eventuell vergrößerten und verhärteten Schilddrüse ist so schmerzhaft, dass dem Betroffenen die Tränen kommen. Fehlen solche Schmerzen, dann muss der Arzt viele Untersuchungen anstellen, um die Ursache für das starke Krankheitsgefühl und die beschleunigte Blutsenkung zu finden. Die Diagnose einer subakuten Thyreoiditis stellt der Arzt auf Grund der typischen Beschwerden, dem Tastbefund und der Blutuntersuchung mithilfe der Sonographie und der Feinnadelpunktion eines entzündeten

Die starken Schmerzen strahlen häufig bis weit in die Umgebung der Schilddrüse aus – vor allem Hals, Kiefer und Ohren sind betroffen. Der entzündete Bereich ist stark druckempfindlich.

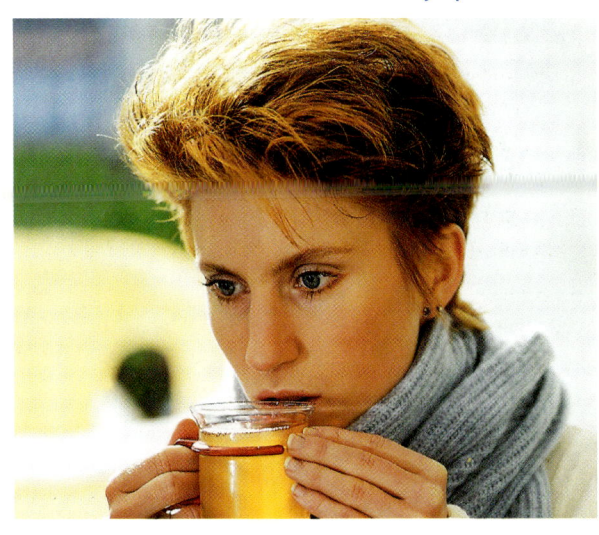

Einer subakuten Thyreoditis geht in den meisten Fällen eine Erkältung voraus. Sind Schnupfen und Gliederschmerzen bereits abgeklungen, stellen sich bald erneut Krankheitssymptome ein.

Schilddrüsenbereichs. Im Ultraschallbild sieht er dunkle, echoarme Bezirke, die den Entzündungsherden entsprechen. Bei der Untersuchung des Gewebes, das er mit der Feinnadelpunktion gewinnt, findet er typische Entzündungszellen, vor allem so genannte Riesenzellen mit mehreren Zellkernen sind nicht zu übersehen. Falls er auch ein Szintigramm durchführt, ist die Aufnahme des radioaktiven Technetiums in die Schilddrüse typischerweise stark erniedrigt. Die Bestimmung der Schilddrüsenhormone hilft dem Arzt nicht viel, denn er kann – je nach Stadium der Krankheit – normale, erniedrigte oder erhöhte Spiegel von T3 und T4 im Blut finden.

Bekämpfung des Schmerzes

Obwohl die Schilddrüsenentzündung zunächst eine leichte Überfunktion des Organs hervorruft, normalisiert sich die Schilddrüsenfunktion bald wieder. Nur selten führt sie letztlich zu einer chronischen Unterfunktion, die mit Hormonpräparaten behandelt werden muss.

Zu Beginn der Krankheit werden mehrere Schilddrüsenläppchen zerstört, und es treten größere Hormonmengen ins Blut über. Dadurch entsteht eine (leichte) Schilddrüsenüberfunktion. Allerdings werden nur die schon fertigen Hormone, die in den Schilddrüsenläppchen gespeichert sind, freigesetzt. Eine echte Mehrproduktion von Schilddrüsenhormonen findet hingegen nicht statt, weshalb die kurzfristige Erhöhung des Schilddrüsenhormonspiegels fast nie behandelt werden muss. Im weiteren Verlauf der Krankheit normalisiert sich die Schilddrüsenfunktion, die anfängliche Überfunktion kann aber auch in eine Unterfunktion übergehen. Auch dieser Zustand normalisiert sich in den meisten Fällen wieder.

Nur bei fünf Prozent der Patienten bleibt die entzündungsbedingte Unterfunktion bestehen, und der Hormonmangel muss mit der lebenslangen Einnahme von Schilddrüsenhormonen ausgeglichen werden.

Medikamente helfen

Die wichtigste Behandlungsmaßnahme besteht in der Bekämpfung der Schmerzen und des erheblich gestörten Allgemeinbefindens. Wenn Sie nur unter leichten Schmerzen leiden, reicht es oft schon aus, am Tag zwei bis vier Tabletten Acetylsalicylsäu-

Kontrolluntersuchungen

Keine Angst vor Kortison

Kortison ist nicht, wie viele befürchten und von der Presse fälschlicherweise immer wieder behauptet wird, ein krankmachender, giftiger oder sogar todbringender Stoff. Im Gegenteil: Kortison wird in der Nebennierenrinde produziert. Es ist also ein körpereigenes Hormon, das für die Regulation sehr vieler Lebensvorgänge unabdingbar ist. Menschen, deren Nebennieren kein Kortison mehr produzieren können, sind nicht lebensfähig – es sei denn, sie nehmen ihr Leben lang das fehlende Kortison in Form von Tabletten ein. Haben Sie also keine Angst, wenn Ihr Arzt Ihnen ein Kortisonpräparat verschreibt, sondern seien Sie dankbar dafür, dass Kortison Sie nicht nur am Leben erhält, sondern es auch noch ein hervorragendes Mittel zur Behandlung vieler entzündlicher Erkrankungen ist.

Kortison ist zu Unrecht in einen schlechten Ruf geraten. Als entzündungshemmendes Medikament ist es hoch wirksam und unersetzlich.

re (à 500 mg, z. B. Aspirin®) einzunehmen. Bei etwas stärkeren Schmerzen helfen schmerz- und entzündungshemmende Mittel, wie z. B. Diclofenac (u. a. Voltaren®, dreimal 50 mg). Bei sehr starken Schmerzen und auch bei schwer krankem Allgemeinzustand müssen Sie mit einem Kortisonpräparat behandelt werden. Auch wenn Sie zu einem solchen Medikament wenig Zutrauen haben, Sie werden für diese Behandlung dankbar sein. Bereits nach der ersten Tablette wird sich Ihr Befinden schnell verbessern. Sie fühlen sich bald gesund, auch wenn Sie noch kurz zuvor ganz elend darniederlagen.

Während der Behandlung der subakuten Schilddrüsenentzündung beurteilt der Arzt den Krankheitsverlauf durch Ultraschalluntersuchungen und Kontrollen von Blutbild und Blutsenkung. In den extrem seltenen Fällen, in denen die Entzündung trotz aller Therapiemaßnahmen nicht zurückgeht, muss die Schilddrüse operativ entfernt werden. Die fehlenden Hormone werden dann durch eine lebenslange Therapie mit synthetisch hergestelltem Thyroxin ersetzt. Ein solcher Ausgang der Krankheit ist aber im Allgemeinen nicht zu befürchten.

In den meisten Fällen gelingt es, die Entzündung mithilfe von Medikamenten einzudämmen – nur ganz selten muss operiert werden.

Chronische Schilddrüsenentzündung (Hashimoto-Thyreoiditis)

Die chronische Schilddrüsenentzündung wird weder durch Bakterien noch Viren ausgelöst. Vielmehr handelt es sich hierbei um eine Autoimmunerkrankung. Das bedeutet, dass das Abwehrsystem des Körpers sich nicht zum Selbstschutz gegen Krankheitserreger richtet, sondern eigenes Gewebe zerstört. Das Immunsystem bildet im Normalfall Antikörper gegen Bakterien, Viren, Pilze und andere Eindringlinge, die das Wohlbefinden des Organismus bedrohen. Nur mithilfe dieser Abwehrkräfte ist der Mensch in der Lage, sich gegen solche Krankheitserreger zur Wehr zu setzen. Bei einer Autoimmunerkrankung aber bildet das Abwehrsystem Antikörper gegen körpereigene Strukturen. Bei der chronischen Schilddrüsenentzündung richten sich diese Antikörper gegen zwei Strukturen der Schilddrüse:

- Gegen das Enzym Schilddrüsenperoxidase (oder Thyreoideaperoxidase, abgekürzt TPO) und
- Gegen das Eiweißmolekül Thyreoglobulin, das in den Schilddrüsenfollikeln die Hormone T3 und T4 speichert.

Bei einer Autoimmunerkrankung spielt das Abwehrsystem »verrückt«. Es richtet seine Attacken nicht gegen von außen eindringende Krankheitserreger, sondern greift gesundes körpereigenes Gewebe an.

Die Autoantikörper

Die Antikörper gegen diese beiden Bestandteile der Schilddrüse werden vereinfacht TPO-AK und TG-AK (oder T-AK) genannt. Die TPO-AK wurden früher auch als mikrosomale Antikörper (MAK) bezeichnet.

Diese Autoantikörper setzen eine chronische und für den Betroffenen kaum merkliche Entzündung der Schilddrüse in Gang, die über Jahre und Jahrzehnte schleichend fortschreitet. Dabei werden langsam immer mehr Schilddrüsenläppchen zerstört. Dieser Prozess geht so langsam voran, dass die Schilddrüse erst nach sehr langer Zeit nicht mehr genügend Schilddrüsenhormone produzieren kann. Zunächst einmal tritt eine subklinische oder latente Schilddrüsenunterfunktion auf, bei der die angeschlagene Schilddrüse mithilfe einer vermehrten Stimulation durch die Hirnanhangsdrüse dazu angeregt wird, die Hormonproduktion so weit wie möglich zu steigern. In dieser Phase findet man nur erhöhte TSH-Werte im Blut, die Spiegel der Hormone T3 und T4 sind noch normal. Schließlich aber gelingt es der immer stärker zerstörten Schilddrüse nicht mehr, genügend Hormone herzustellen, und es entsteht eine »echte« oder manifeste Schilddrüsenunterfunktion. Dann ist im Blut nicht nur der TSH-Wert erhöht, sondern auch die Hormone T3 und T4 sind erniedrigt. Die Schilddrüse kann durch den chronischen Entzündungsprozess größer oder kleiner werden.

Eine »echte« oder manifeste Schilddrüsenunterfunktion entsteht, wenn die immer stärker zerstörte Schilddrüse nicht mehr genügend Hormone produziert.

Schleichende Entwicklung

Man bemerkt die Entzündung im Anfangsstadium fast nie. Erst wenn sich eine Schilddrüsenunterfunktion einstellt, treten Symptome auf. Diese entwickeln sich aber ebenfalls so langsam und schleichend, dass die Veränderungen dem Betroffenen und seinen Angehörigen mitunter kaum auffallen oder falsch gedeutet werden, z. B. als Depression oder Altersschwäche.

Man kann die Diagnose meist mittels einer Blutuntersuchung stellen, da bei 90 Prozent aller Patienten mit einer chronischen Schilddrüsenentzündung die Antikörper gegen Schilddrüsenperoxidase und/oder gegen Thyreoglobulin erhöht sind. Nur in unsicheren Fällen muss zusätzlich noch eine Feinnadelpunktion durchgeführt werden. Dann kann der Arzt anhand der speziellen entzündlichen Veränderungen im entnommenen Schilddrüsengewebe die Diagnose stellen. Gleichzeitig bestimmt der Arzt im-

Meist reicht eine Blutuntersuchung zum Nachweis der speziellen Antikörper aus. Nur ganz selten muss auch eine Feinnadelpunktion durchgeführt werden.

Schilddrüsenunterfunktion bei älteren Menschen

An dieser Stelle sei nochmals darauf hingewiesen, dass sich eine Schilddrüsenunterfunktion besonders bei älteren Menschen oft nur durch eine Veränderung des Allgemeinzustandes äußert. Nehmen Sie daher alle Befindlichkeitsstörungen bei älteren Angehörigen oder Bekannten ernst, und lassen Sie sie vom Arzt untersuchen, wenn sich ihr Zustand verändert.

mer auch den TSH-Wert und die Spiegel der freien Hormone T3 und T4, um zu erkennen, ob die Entzündung bereits mit einer Unterfunktion einhergeht.

Selbst wenn diese Entzündung erst zu einer latenten Unterfunktion geführt hat, sollte der Betroffene mit Schilddrüsenhormonen behandelt werden. Das gilt in stärkerem Maße für die »echte« manifeste Hypothyreose. Wenn Sie wegen einer Schilddrüsenentzündung Hormone einnehmen müssen, dürfen Sie keinesfalls die Kontrolltermine bei Ihrem Arzt versäumen. Denn die Entzündung in der Schilddrüse kann weiter fortschreiten und dabei immer mehr Gewebe zerstören, woraufhin der Bedarf an Schilddrüsenhormonen steigt. Wird dieser Mehrbedarf nicht rechtzeitig erkannt und durch eine Erhöhung der Hormondosis ausgeglichen, kann sich bei Ihnen – trotz Medikamenteneinnahme – eine Schilddrüsenunterfunktion einstellen. Andererseits kann es sein, dass im höheren Alter der Bedarf an Schilddrüsenhormonen bzw. deren Verträglichkeit sinkt. Die Hormondosis muss dann an diese neue Situation angepasst werden. Auch aus diesem Grund ist es wichtig, dass Sie sich einmal pro Jahr untersuchen lassen.

Weitere Formen der Schilddrüsenentzündung

Es gibt weitere Ursachen für andere Formen der Schilddrüsenentzündung – auch eine Strahlenbehandlung zur Krebsbekämpfung sowie manche Medikamente können die Erkrankung auslösen.

Eine Schilddrüsenentzündung kann noch viele andere Ursachen haben, auch wenn diese gemessen an den drei oben beschriebenen Formen sehr selten sind.

So vermögen einige Arzneimittel eine Thyreoiditis hervorzurufen, insbesondere hohe Dosen von Interferon, das zur Behandlung chronischer Infektionen und von Tumoren eingesetzt wird, ebenso wie die Gabe von Interleukin II bzw. aktivierten Abwehrzellen zur Behandlung von Krebserkrankungen. Auch das bei schweren Herzrhythmusstörungen eingesetzte Amiodaron kann zur Schilddrüsenentzündung führen.

Die Behandlung eines großen Kropfes oder Schilddrüsentumors mit radioaktivem Jod kann ebenso wie eine Bestrahlung im Halsbereich mit einer vorübergehenden leichten Schilddrüsenentzündung einhergehen.

Schilddrüsenüberfunktion (Hyperthyreose) – Leben im Zeitraffer

Die Schilddrüsenüberfunktion ist definiert als erhöhte Konzentration freier Schilddrüsenhormone im Körper. Sie kommt seltener vor als die Unterfunktion der Schilddrüse.

Während die Unterfunktion der Schilddrüse relativ häufig auftritt, ist die Hyperthyreose nicht so weit verbreitet.

Ursachen und Formen

Die wichtigsten Ursachen der Schilddrüsenüberfunktion sind
- Die Autonomie der Schilddrüse und
- Die Basedow-Krankheit.

Seltener tritt eine Überfunktion im Rahmen einer Schilddrüsenentzündung auf, insbesondere bei der subakuten De Quervain-Thyreoiditis oder der Thyreoiditis nach einer Entbindung. Eine weitere Ursache für eine Hyperthyreose ist die Überdosis von synthetischen Schilddrüsenhormonen. Daneben gibt es noch sehr seltene Ursachen, wie z. B. einen Tumor in der Hirnanhangsdrüse, der vermehrt TSH produziert und somit die Schilddrüse anregt, größere Hormonmengen herzustellen.

Beschwerdenregister

Weitgehend unabhängig von der Ursache kann die Schilddrüsenüberfunktion eine Vielzahl von Beschwerden und Krankheitserscheinungen hervorrufen. Da die Schilddrüsenhormone die Stoffwechselvorgänge im ganzen Körper anregen, ist es verständlich, dass ein Überschuss dieser Hormone alle körperlichen und seelischen Vorgänge beschleunigt.

Die Überfunktion der Schilddrüse führt zu einer Beschleunigung des gesamten Stoffwechsels und damit der meisten Lebensvorgänge, was allerdings auch mit schnellerer Erschöpfung einhergeht.

Allgemeine Beschwerden

Da die große Menge an Schilddrüsenhormonen im Körper viele Stoffwechselvorgänge anheizt, sind die betroffenen Menschen auch rascher erschöpft als Gesunde. Deshalb stehen leider nicht ein glänzendes körperliches Wohlbefinden und höchste Fitness im Vordergrund der Hyperthyreose, sondern sie kann sich ganz im Gegenteil in Form von Schwäche, Leistungsabfall und Müdigkeit bemerkbar machen. Allerdings kommen diese Symptome nicht nur bei der Schilddrüsenüberfunktion vor. Wie Sie sich erinnern, sind sie auch bei der Unterfunktion zu finden. Außerdem können sich natürlich noch unzählige andere Krankheiten oder Befindlichkeitsstörungen hinter diesen Symptomen verbergen.

Herz und Kreislauf

Herz und Kreislauf werden bei einer Überfunktion der Schilddrüse über Gebühr belastet.

Bei jüngeren Menschen fällt vor allem ein auch in Ruhe ständig erhöhter Pulsschlag auf. Das Herz schlägt oft schneller als hundertmal pro Minute, selbst wenn sie ruhig auf dem Sofa sitzen. Bei Älteren bewirkt die Schilddrüsenüberfunktion neben einem beschleunigten Puls oft einen unregelmäßigen Herzrhythmus.

Die Herzleistung nimmt bei einer Hyperthyreose unweigerlich zu, was ein junger Mensch kaum zu spüren bekommt. Bei älteren Patienten hingegen, deren Herz bereits geschädigt oder geschwächt ist, führt diese Mehrarbeit dazu, dass Angina pectoris-Beschwerden oder eine Herzschwäche auftreten. Diese Herzschwäche äußert sich darin, dass die Betroffenen sich ständig schlapp fühlen, schon bei kleinsten Anstrengungen außer Atem geraten und sich an den Knöcheln und Unterschenkeln Schwellungen (Ödeme) ausbilden.

Die vermehrte Leistung des Herzens zeigt sich auch in einem erhöhten Blutdruck, wobei nur der obere (systolische) Blutdruckwert ansteigt, während der untere (diastolische) eher niedrig ist. Oft ruft der erhöhte Blutdruck keinerlei Beschwerden

> **Arterielle Hypertonie**
>
> Normal ist auch bei älteren Menschen ein Blutdruck von 120 zu 80 mm Quecksilbersäule. Dabei entspricht 120 dem oberen, systolischen und 80 dem unteren, diastolischen Wert. Ein erhöhter Blutdruck (Bluthochdruck, arterielle Hypertonie) liegt nach neuester Definition bereits dann vor, wenn die gemessenen Werte 140/90 übersteigen.

Weitere Symptome

hervor und wird nur durch eine Blutdruckmessung festgestellt. Manche Patienten verspüren auch ein unangenehmes Pochen in der Brustregion, der Hals- und Kopfgegend, das der Arzt als Palpitation bezeichnet.

Magen, Darm und Stoffwechsel

Ganz besonders typisch für die Hyperthyreose ist eine Gewichtsabnahme. Sie kommt dadurch zustande, dass die zugeführte Energie schneller verbraucht wird und selbst durch den gleichzeitig oft vermehrten Appetit nicht mehr ausgeglichen werden kann. Die Betroffenen berichten darüber, dass sie Unmengen von Essen zu sich nehmen können und dabei gleichzeitig abnehmen. Auch wenn viele andere Zeitgenossen sie um diese Eigenschaft beneiden, letztlich ist es ein krankhafter Zustand, der nicht nur zum Abbau von Fettpölsterchen, sondern auch von Muskeln und Knochen führt.

Hier gibt es ebenfalls eine Ausnahme: In der Anfangsphase einer Schilddrüsenüberfunktion kann der Appetit stärker sein als der Verbrauch der verzehrten Kalorien. Etwa zehn Prozent der Patienten mit Hyperthyreose nehmen deshalb zu – zumindest vorübergehend.

Nicht nur die Kalorien werden bei einer Schilddrüsenüberfunktion schneller verbrannt, auch die Nahrung verweilt nicht so lange im Körper. Die Häufigkeit des Stuhlgangs nimmt deshalb zu. Bei einigen Betroffenen kann sogar Durchfall auftreten. Dieses schnelle Durchschleusen der Nahrung durch den Körper geht oftmals mit lästigen Beschwerden einher: Manche Patienten leiden unter Magenbeschwerden, andere klagen über kolikartige Bauchschmerzen oder Bauchkrämpfe, und schließlich reagieren einige

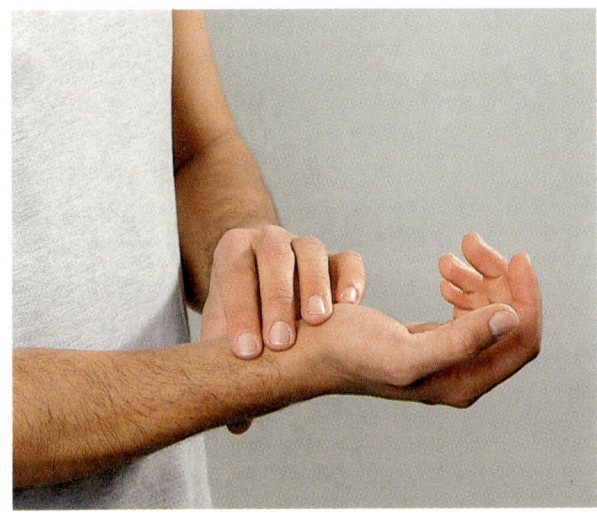

Meist führt die Hyperthyreose zu einer deutlichen Erhöhung des Blutdrucks und zu beschleunigtem Puls.

Die Überfunktion der Schilddrüse ist auf Dauer mit einer Abnahme des Körpergewichts verbunden. Bedauerlicherweise wird nicht nur Fett abgebaut, auch Knochen und Muskeln werden geschwächt.

Patienten auf die überhöhten Schilddrüsenhormonspiegel mit immer wiederkehrender Übelkeit und Erbrechen.

Durch die schnellere Verbrennung der Kalorien wird mehr Wärme frei. Das ist der Grund, warum Patienten mit Schilddrüsenüberfunktion ständig zu warm ist. Selbst im tiefsten Winter ziehen sie am liebsten nur ein T-Shirt an, verschmähen ihre früher geliebte Daunendecke und öffnen in allen Räumen, die sie betreten, sofort die Fenster, um kühle Luft hereinzulassen.

Haut und Haare

Patienten mit Schilddrüsenüberfunktion neigen zum starken Schwitzen, obwohl das gewiss kein Symptom ist, das ausschließlich bei dieser Erkrankung vorkommt. Die Haut der Betroffenen ist feucht und warm, als Zeichen der starken Durchblutung rötlich, und sie fühlt sich samtig an. Die Haare sind dünn und weich, oft fallen sie vermehrt aus.

Muskeln und Knochen

Eine Muskelschwäche in den Oberschenkeln, die sich z. B. beim Treppensteigen bemerkbar macht, gilt in vielen Fällen als geradezu typisches Anzeichen dafür, dass eine bereits länger andauernde Überfunktion der Schilddrüse besteht.

Besteht die Überfunktion längere Zeit, werden die Muskeln durch vermehrten Abbau von Eiweiß dünner und schwächer. Oft bemerken die Patienten als erstes Krankheitszeichen eine Schwäche in den Oberschenkeln, besonders beim Treppensteigen, mitunter auch schon bei geringeren Belastungen. In seltenen Fällen kann es auch zu vorübergehenden Muskellähmungen kommen, die sich nach Behandlung der Überfunktion – wie die meisten anderen Symptome – wieder rasch zurückbilden.

Auch in den Knochen bewirkt die Hyperthyreose einen verstärkten Eiweißabbau, der bei längerem Bestehen der unbehandelten Krankheit in eine Osteoporose übergehen kann. Dabei geht immer mehr Knochenmasse verloren, weshalb die Knochen nicht mehr so stabil sind und schon bei leichten Verletzungen brechen können. Vor allem ältere Menschen, besonders Frauen nach den Wechseljahren, sind davon häufiger betroffen, da bei ihnen das Skelett durch hormonelle Umstellung stärker zur Osteoporose (Knochenschwund) neigt.

Psychische Belastung

Nerven und Seele

Typisch für die Schilddrüsenüberfunktion sind die starke Unruhe und die Nervosität der Betroffenen. Viele Patienten, die äußerlich ruhig erscheinen, berichten über eine quälende innere Unruhe und das Gefühl, unter Strom zu stehen. Diese Unruhe hindert sie auch daran, sich auf eine Aufgabe zu konzentrieren. Stattdessen sind die Patienten sehr ungeduldig, ihre Gedanken schweifen immer wieder ab. Sie reagieren gereizt, wirken oft schlecht gelaunt, und der Umgang mit ihnen ist für die Kollegen in der Arbeit und die Angehörigen zu Hause recht unangenehm.

Die Unruhe und Rastlosigkeit stören oft den Schlaf der Patienten: Erst schlafen sie schlecht ein, dann wachen sie in der Nacht immer wieder auf. Natürlich trägt dies auch dazu bei, dass sie unter starken Stimmungsschwankungen und häufigen Depressionen leiden.

Manchmal treten im Rahmen einer Hyperthyreose auch schwere psychische Symptome auf, wie z. B. absonderliches Verhalten, Halluzinationen oder Verfolgungswahn.

Unsicherheit und Angst

Ein Ausdruck der Getriebenheit ist auch die schnelle und hastige Sprache der Patienten. Ein weiteres sehr typisches Symptom ist ein sehr feines Zittern (Tremor) der Hände, das man am besten sieht, wenn man die Hände nach vorne streckt und die Finger leicht spreizt. Auch Ängstlichkeit kennzeichnet die Hyperthyreose. Dies äußert sich darin, dass die Patienten massiv erschrecken, wenn nur jemand leise an die Tür klopft.

Auch bei den seelischen Veränderungen muss nicht immer der nervöse Patient das Sinnbild der Schilddrüsenüberfunktion sein. Manchmal erscheinen Menschen mit einer Hyperthyreose auch apathisch, verlangsamt und in sich zurückgezogen.

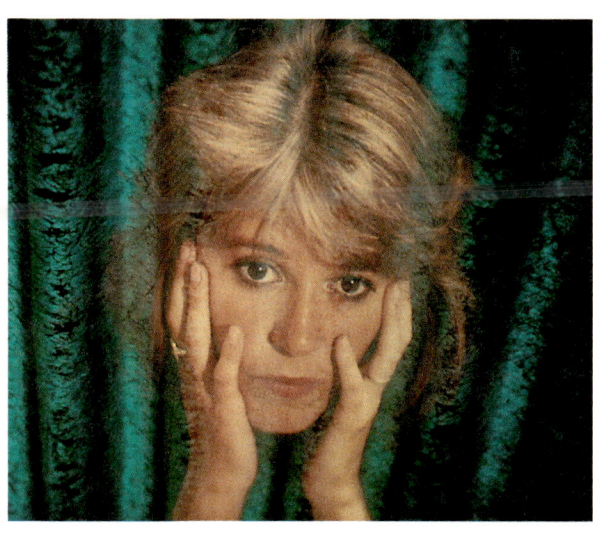

Eine Schilddrüsenüberfunktion kann sich stark auf die Stimmung des Patienten auswirken. Nervosität ist ebenso wie Depression ein mögliches Symptom.

Fortpflanzung

Menstruationsbeschwerden stehen nicht selten mit einer Überfunktion der Schilddrüse in Verbindung.

Bei Frauen ruft die Schilddrüsenüberfunktion Zyklusstörungen hervor. Die Monatsblutung ist kürzer oder länger als üblich, sie setzt zu einem anderen Zeitpunkt ein oder sie bleibt ganz aus. Die Hyperthyreose kann auch Ursache dafür sein, wenn eine Frau keine Kinder bekommen kann, obwohl sonst alles in Ordnung ist. Kinder von Frauen mit unbehandelter Schilddrüsenüberfunktion kommen häufiger mit Missbildungen zur Welt.

Männer mit Schilddrüsenüberfunktion leiden häufiger unter Impotenz als gesunde.

Beschwerden bei Schilddrüsenüberfunktion im höheren Alter

Ähnlich wie die Unterfunktion wird die Schilddrüsenüberfunktion bei älteren Menschen oft erst spät erkannt. Der Grund dafür ist, dass die Hyperthyreose im hohen Alter nicht so typisch verläuft wie bei jungen Menschen. Hier steht weniger die übersteigerte Organ- und Stoffwechselfunktion im Vordergrund, sondern eher das Versagen von Organen aufgrund einer zu hohen Belastung. So erregen weniger ein hoher Puls und ein hoher Blutdruck die Aufmerksamkeit, sondern viel eher eine zunehmende Herzschwäche mit Atemnot, Brustschmerzen und Wassereinlagerungen in den Beinen.

Gerade im höheren Lebensalter werden Schwächezustände oft als »natürlich« hingenommen. Ein Arztbesuch kann klären, ob dahinter nicht eine Schilddrüsenüberfunktion steckt.

Auch am Nervensystem zeigt sich die Schilddrüsenüberfunktion weniger durch Unruhe und Nervosität als eher durch Antriebsarmut, schnelle Ermüdung, Zustände der Verwirrung und Depressionen. Charakteristisch für die Hyperthyreose im Alter ist, dass oft nur ein oder wenige Stoffwechselfunktionen bzw. Organe Symptome aufweisen. Bisweilen ist das einzige Anzeichen eine zunehmende Schwäche, die gerade in diesem Lebensabschnitt auch zahlreiche andere Gründe haben kann. Wenn Ihnen bei Ihren betagten Familienangehörigen oder Freunden eine starke Verschlechterung des Allgemeinbefindens auffällt und der Arzt keinen offensichtlichen Grund dafür finden kann, könnte eine Schilddrüsenüberfunktion dahinter stecken.

Unterschiedliche Symptome und Befunde

	Schilddrüsenautonomie	Basedow-Krankheit:
Krankheitsbeginn	im höheren Alter	im jüngeren/mittleren Alter
Schilddrüse	meist knotig vergrößert	oft gleichmäßig vergrößert
Augen	keine Beschwerden	meist typische »Basedow-Augen«
Schwellungen	Wassereinlagerungen infolge einer Herzschwäche	teigige Schwellungen durch Einlagerungen von quellenden Stoffen ins Gewebe
Ultraschall	knotige Veränderungen	dunkles, echoarmes Bild
Szintigraphie	Knoten bzw. Gebiete mit vermehrter Technetium-Aufnahme	Gleichmäßig gesteigerte Technetium-Aufnahme

Die Symptome einer Überfunktion können sowohl bei der Schilddrüsenautonomie als auch bei der Basedow-Krankheit vorkommen.

Schilddrüsenautonomie und Basedow-Krankheit

Diese Beschwerden können bei allen Formen der Schilddrüsenüberfunktion vorkommen. Daneben gibt es noch ganz spezielle Symptome, die typisch für eine der beiden Hauptformen sind. Die Schilddrüsenautonomie tritt meist erst im höheren Alter bei Menschen mit knotig vergrößerter Schilddrüse auf, während die Basedow-Krankheit bei jüngeren Menschen plötzlich einsetzt und typischerweise mit Augensymptomen und Myxödemen einhergeht. Diese Unterschiede sind in der obenstehenden Tabelle zusammengestellt.

Die thyreotoxische Krise

Dieser Begriff bezeichnet eine schwere Überschwemmung des Körpers mit großen Mengen von Schilddrüsenhormonen, die zu massiven, oft lebensbedrohlichen Störungen von Stoffwechsel- und Organfunktionen führen. Die thyreotoxische Krise kann sowohl bei der Schilddrüsenautonomie als auch bei der Basedow-Krankheit auftreten. Das Gefährliche daran ist, dass die erhebli-

Die wichtigsten Schilddrüsenerkrankungen

che Verschlechterung der Schilddrüsenfunktion unerwartet einsetzt. Oft wird die thyreotoxische Krise dadurch ausgelöst, dass ein Patient mit Schilddrüsenüberfunktion ungewöhnliche große Mengen von Jod aufgenommen hat. Diese Jodexposition kann eine oder mehrere Wochen zurückliegen, meist handelt es sich dabei um eine Röntgenuntersuchung mit jodhaltigem Kontrastmittel, die Einnahme jodhaltiger Medikamente bzw. die Behandlung der Haut mit großen Mengen jodhaltiger Salben oder Desinfektionsmittel. Aber auch Operationen, größere Verletzungen, fieberhafte Infektionskrankheiten und andere schwere Begleiterkrankungen können eine thyreotoxische Krise heraufbeschwören. Die wichtigsten Symptome, die auf eine schwere Hyperthyreose bzw. thyreotoxische Krise hinweisen sind:

- Rasender Puls
- Fieber
- Bewusstseinstrübungen
- Übelkeit, Erbrechen, Durchfall und Bauchkrämpfe
- Starkes Schwitzen
- Innere Unruhe

Bei den ersten Anzeichen einer thyreotoxischen Krise gilt es, schnell zu handeln. Nur die sofortige Intensivbehandlung kann eine lebensbedrohliche Situation abwenden. Rufen Sie sofort den Notarzt!

Lebensbedrohung durch Schilddrüsenüberfunktion

Wenn Sie an einer Schilddrüsenüberfunktion leiden und die beschriebenen Symptome wahrnehmen, oder wenn Sie dies bei einem Angehörigen beobachten, rufen Sie sofort den Notarzt. Je früher die beginnende Krise behandelt wird, desto günstiger sind die Chancen. Jede thyreotoxische Krise stellt eine echte Lebensbedrohung dar. Deshalb muss sie so schnell wie möglich auf der Intensivstation behandelt und überwacht werden.

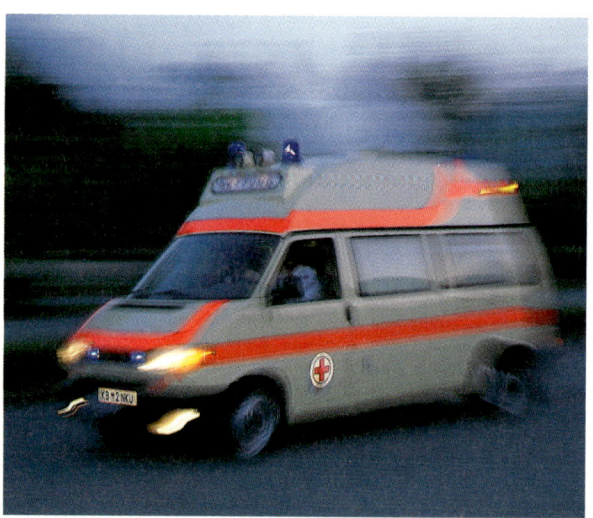

Untersuchungsmöglichkeiten

Wenn die Beschreibung all dieser Symptome bei Ihnen den Verdacht geweckt hat, sie könnten an einer Schilddrüsenüberfunktion leiden, gehen Sie rasch zum Arzt. Er kann die Überfunktion durch eine einfache Blutuntersuchung diagnostizieren. Dabei bestimmt Ihr Arzt den TSH-Wert und die freien Schilddrüsenhormone T3 und T4. Bei der echten, manifesten Überfunktion ist der TSH-Wert erniedrigt und die Schilddrüsenhormone T3 und T4 sind erhöht. Bei der latenten oder subklinischen Schilddrüsenüberfunktion ist nur der TSH-Wert erniedrigt, die Hormone liegen (noch) im Normbereich.

Weiterhin wird der Arzt die Schilddrüsenantikörper bestimmen, um eine Basedow-Krankheit zu erkennen. Neben der Erhebung der Krankheitsgeschichte und der körperlichen Untersuchung wird er in jedem Fall einer Schilddrüsenüberfunktion eine Ultraschalluntersuchung und eine Szintigraphie durchführen. Eine Feinnadelpunktion ist dagegen eher selten notwendig.

Wenn eine Überfunktion festgestellt wurde, sollte unverzüglich mit der Behandlung begonnen werden, um eine weitere Belastung des Stoffwechsels und des gesamten Organsystems zu vermeiden.

Rechtzeitige Behandlung

Eine Schilddrüsenüberfunktion muss unbedingt frühzeitig behandelt werden. Wer darauf verzichtet, setzt nicht nur seinen Körper und seine Seele überflüssigen Qualen aus, sondern läuft auch Gefahr, dass der Organismus die Überbelastung durch den ständig auf Hochtouren laufenden Stoffwechsel nicht lange aushält. Manchmal braucht es eine gewisse Zeit, bis z. B. eine medikamentöse Therapie ihre volle Wirkung zeigt und alle Beschwerden vollkommen verschwunden sind. Wer sich an die Einnahmeemp-

Laborbefunde bei manifester und latenter Hyperthyreose

	TSH	T3	T4
Manifeste Hyperthyreose	erniedrigt	erhöht	erhöht
Latente Hyperthyreose	erniedrigt	normal	normal

Durch eine einfache Untersuchung lassen sich die TSH-, T3- und T4-Werte leicht bestimmen.

Die wichtigsten Schilddrüsenerkrankungen

Sorgen Sie für einen vernünftigen Ausgleich zwischen Belastung und Entspannung. Nach größeren Anstrengungen oder psychischen Belastungen sollten Sie unbedingt eine Pause einlegen.

fehlungen des Arztes hält und auch seine Lebensweise der Behandlung anpasst, wird bald erfreut feststellen, dass sich sein Allgemeinbefinden zusehends bessert.

Allgemeinmaßnahmen bei Schilddrüsenüberfunktion

Auf jeden Fall sollten Sie jegliche körperliche und seelische Überbelastung vermeiden. Sorgen Sie dafür, dass Sie sowohl im Beruf als auch im Privatleben die Balance zwischen förderlicher An- und Entspannung halten. Es gibt natürlich immer wieder Situationen, in denen Sie besonders gefordert sind. Gehen Sie nach einer solchen außergewöhnlichen Belastung nicht gleich zur Tagesordnung über. Gönnen Sie sich eine Ruhepause, nehmen Sie sich eventuell ein paar Tage frei. Da Ihr Körper bei einer Schilddrüsenüberfunktion sowieso auf Hochtouren läuft, und eine besonders anstrengende Aufgabe ihn nochmals einen Gang hinauf schalten lässt, ist es umso wichtiger, dass Sie danach zu Ihrem normalen Belastungspegel zurückfinden.

Vielleicht profitieren Sie davon, eine Entspannungstechnik, z. B. autogenes Training, Yoga, Meditation, Eutonie oder die progressive Muskelentspannung nach Jacobsen, zu erlernen, um schneller aus der Anspannung heraus zu Ruhe und Gelassenheit zurückzukehren. Fragen Sie Ihren Arzt oder Ihre Krankenkasse bzw. erkundigen Sie sich bei der Volkshochschule an Ihrem Wohnort, wo Sie solche Kurse finden können. Sie können sich auch die eine oder anderer Entspannungskassette kaufen und sie regelmäßig anhören.

Hören Sie unbedingt mit dem Rauchen auf, wenn Sie unter einer Überfunktion der Schilddrüse leiden. Nikotin und andere Inhaltsstoffe des Tabakrauchs verstärken insbesondere die Augensymptome der Basedow-Krankheit.

Nicht mehr rauchen!

Ein zweiter wichtiger Punkt, den Sie unbedingt beherzigen sollten, ist, dass Sie nicht mehr rauchen dürfen. Rauchen fördert vor allem die Augensymptome bei der Basedow-Krankheit.

Dass Rauchen schädlich ist, wussten Sie sicher auch schon, bevor Sie eine Schilddrüsenüberfunktion bekommen haben. Allerdings funktioniert bei Ihnen die Methode des Verdrängens sicher so gut, dass Ihnen die Zigaretten auch dann schmecken, obwohl Sie wissen, dass Rauchen Lungen- und Kehlkopfkrebs, eine chronische Bronchitis sowie Herzinfarkt und Durchblutungsstörungen hervorrufen kann. Bei ihnen selbst, da sind sich die meisten Raucher ziemlich sicher, wird es so weit jedoch nicht kommen. Also verlagern sie all diese Gefahren in eine unbekannte Zukunft, die sie im Moment noch nicht betrifft.

Wenn der Arzt bei Ihnen eine Schilddrüsenüberfunktion festgestellt hat, ist allerdings eine Situation eingetreten, die sich nicht mehr in die ferne Zukunft verdrängen lässt. Jetzt müssen Sie sich entscheiden, ob Sie aktiv mithelfen wollen, die Schilddrüsenüberfunktion und vor allem die unangenehmen Augenveränderungen, die sehr häufig die Basedow-Krankheit begleiten, zum Abheilen zu bringen.

Vier Möglichkeiten der Entwöhnung

Möglichkeiten der Raucherentwöhnung gibt es zahlreiche, und bei jedem Menschen kann eine andere wirksam sein.

Die radikale Methode Viele Menschen beenden das Rauchen von einem Tag auf den anderen. Das setzt große Entschlossenheit und Konsequenz voraus und ist zudem oft sehr schmerzhaft. Andererseits macht diese Methode der schlechten Angewohnheit am schnellsten ein Ende. Es besteht jedoch die Gefahr, dass die Erfahrung, man kann es »jederzeit schaffen, wieder aufzuhören«, dazu verleitet, doch wieder mit dem Rauchen anzufangen.

Die langsame Entwöhnung Für andere Raucher ist das langsame Entwöhnen von der geliebten Zigarette sinnvoller. Dabei führen Sie zunächst ein bis zwei Wochen lang Tagebuch darüber, wann und warum Sie in einer bestimmten Situation rauchen, ob Ihnen die Zigarette dabei gut geschmeckt hat oder ob Sie das Rauchen gar nicht genossen bzw. wahrgenommen haben. Nach und nach lernen Sie, zunächst auf diese überflüssigen Zigaretten, die Ihnen nicht gut geschmeckt haben, zu verzichten. Dabei kontrollieren Sie sich immer stärker, um nicht wieder unbewusst zur Zigarette zu greifen. Schließlich suchen Sie nach Alternativen zum Rauchen, die Ihnen ebenso wie früher die Zigarette eine Mög-

Wenn Sie glauben, dass es Ihnen zu schwer fällt, sich das Rauchen aus eigener Kraft abzugewöhnen, hilft vielleicht der Anschluss an eine Gruppe, deren Mitglieder alle dasselbe Ziel haben.

Die wichtigsten Schilddrüsenerkrankungen

Entspannungstechniken und Sport sind wirkungsvolle Mittel im Kampf gegen die Abhängigkeit von der Zigarette.

lichkeit zur Entspannung und zum Genuss bieten, und ersetzen immer öfter das Rauchen durch eine dieser Möglichkeiten. Sie können dabei durch ein Buch Unterstützung finden, am besten jedoch funktioniert diese Methode in einer Gruppe, in der jeder den anderen einerseits kontrolliert und ihn andererseits unterstützt. Ihr Hausarzt oder die Krankenkasse können Ihnen helfen, mit einer solchen Gruppe in Kontakt zu kommen.

Akupunktur und Entspannungstechniken Einige Menschen, für die das Rauchen vor allem eine Sucht und weniger ein Genuss darstellt, profitieren von der Akupunktur.

Auch das autogene Training hilft dem Raucher, sich von seinem Bedürfnis innerlich immer stärker zu distanzieren.

Auch sportliche Betätigung kann sehr hilfreich sein. So kann man z. B. jedesmal, wenn das Verlangen nach einer Zigarette auftaucht, diesem inneren Drang einfach »davonlaufen«. Und nach einem Dauerlauf ist man ohnehin dermaßen außer Atem, dass das Allerletzte, was man nun braucht, eine Zigarette ist. Mit dieser Methode lässt sich der Wunsch vom rauchfreien Leben jedoch nur für Menschen mit viel Freizeit verwirklichen.

Nikotinkaugummis und -pflaster Die unangenehmen Begleiterscheinungen einer Rauchentwöhnung, wie z. B. Nervosität,

Nikotinkaugummis und -pflaster leisten wertvolle Hilfe in der Rauchentwöhnung. Mehr Informationen über Wege zum Nichtraucher bieten die meisten Krankenkassen mit einem umfangreichen, kostenlosen Beratungsangebot.

schlechte Laune und Kreislaufprobleme, können durch Nikotinkaugummis oder -pflaster gemildert werden, da sie den plötzlichen Verlust dieses Stoffes ausgleichen.

Das alles sind Angebote, die den Prozess der Entwöhnung erleichtern können. Sie ersetzen jedoch nicht den festen Vorsatz und den eisernen Willen, die vorhanden sein müssen, wenn die Entwöhnung wirklich funktionieren und von Dauer sein soll.

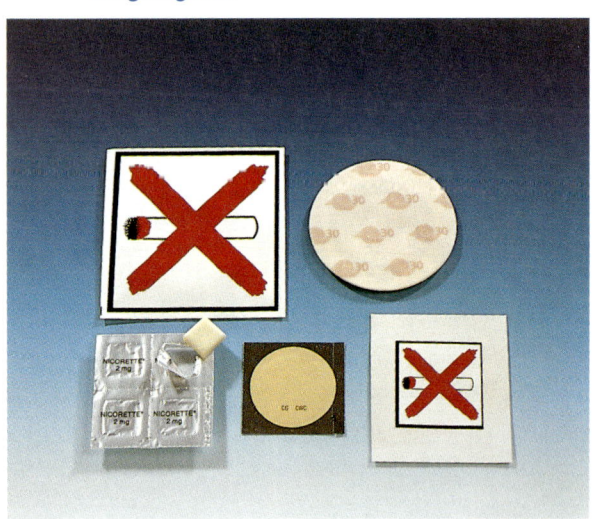

Autonomie der Schilddrüse

Die häufigste Ursache einer Schilddrüsenüberfunktion ist die Schilddrüsenautonomie. Bei dieser Form der Hyperthyreose haben sich einige Zellen der Schilddrüse einfach aus dem Kontrollsystem der Hirnanhangsdrüse und des Hypothalamus im Zwischenhirn ausgeklinkt, sie sind »autonom« geworden. Und genauso autonom und damit gewissermaßen ungezügelt produzieren sie Schilddrüsenhormone.

Auch in jeder völlig gesunden Schilddrüse gibt es einige wenige Zellen, die sich nicht der Kontrolle unterordnen, die also ebenfalls autonom Hormone produzieren. Sie haben aber keinerlei Einfluss auf die Schilddrüsenfunktion, ebensowenig kann man diese Zellen mit den üblichen Untersuchungsmethoden erfassen. Nimmt die Zahl der autonomen Zellen im Laufe der Zeit zu, dann findet man größere autonome Bezirke in der Schilddrüse. Diese autonomen Zellverbände lassen sich mithilfe der Szintigraphie nachweisen. Sind auch diese Bezirke noch relativ klein, dann produzieren sie zwar etwas mehr Schilddrüsenhormone als die restliche Schilddrüse, in der Summe ist die Schilddrüsenfunktion aber noch normal. Bei einer Blutuntersuchung findet der Arzt keine Veränderungen der freien Schilddrüsenhormone und auch einen normalen TSH-Spiegel. Dieser Zustand kann sehr lange Zeit bestehen bleiben.

Autonome Bezirke in der Schilddrüse sind Gewebsabschnitte, die unabhängig von der Steuerung durch die Hirnanhangsdrüse Schilddrüsenhormone produzieren. Mithilfe der Szintigraphie lassen sich die autonomen Regionen in der Schilddrüse kenntlich machen.

Hormonproduktion auf Hochtouren

Vergrößern sich die autonomen Bezirke in der Schilddrüse weiter, dann bilden sie noch mehr Schilddrüsenhormone. Diesen Anstieg der Hormonspiegel registriert natürlich die Hirnanhangsdrüse, woraufhin sie weniger Hormon TSH ins Blut abgibt. Der sinkende TSH-Spiegel führt dazu, dass die Hormonproduktion in der Schilddrüse gedrosselt wird. Allerdings gehorchen nur die normalen Zellen dieser Regulation, die autonomen Zellen kümmern sich darum nicht im Geringsten und produzieren eifrig weiter Hormone. Dadurch, dass die normalen Zellen nun weniger Hormone herstellen, bleibt der Hormonspiegel im Blut weiterhin im Normbereich. Allerdings ist nun eine so genannte latente Hyperthyreose eingetreten: Die freien Hormone im Blut sind noch normal, aber der TSH-Wert ist bereits erniedrigt. In dieser Krankheitsphase sind die Betroffenen meist noch beschwerdefrei, die meisten von ihnen ahnen noch nichts von ihren zügellos arbeitenden Schilddrüsenbereichen.

Werden diese Bereiche noch größer, dann nützt es auch nichts mehr, wenn die gesunden Schilddrüsenzellen ihre Arbeit fast eingestellt haben. Denn nun produzieren die autonomen Zellen so viele Schilddrüsenhormone, dass eine Schilddrüsenüberfunktion entsteht. Und die macht sich dann auch durch typische Beschwerden bemerkbar.

Autonome Schilddrüsenzellen

Eine latente Überfunktion der Schilddrüse wird manchmal längere Zeit gar nicht bemerkt. Wird dem Körper des Betreffenden aber aus irgendeinem Grund Jod zugeführt, kann sie äußerst dramatisch in Erscheinung treten.

Doch auch Menschen mit einer latenten Überfunktion leben mehr oder weniger gefährlich. Denn die autonom arbeitenden Schilddrüsenzellen nehmen jedes Molekül Jod gierig auf und verarbeiten es zu immer neuen Schilddrüsenhormonen. Wenn Sie jetzt mit einem jodhaltigen Kontrastmittel untersucht werden müssen, weil vielleicht plötzlich starke Schmerzen und Schwellungen in einem Bein aufgetreten sind und der Arzt feststellen will, ob eine Venenthrombose dahinter steckt, dann gelangen mit dem Kontrastmittel riesige Mengen Jod in Ihren Körper. Normalerweise macht das gar nichts, da der Körper dieses Jod rasch wieder ausscheidet. Nicht so bei einer Schilddrüsenautonomie: Die autonomen Schilddrüsenzellen ziehen alles Jod an sich, das sie kriegen können, und ihre Hormonproduktion läuft auf Hochtouren. Die Bremse durch das fast auf Null reduzierte TSH funktioniert bei ihnen ja nicht mehr. Diese großen Mengen an Schilddrüsenhormonen werden in den Blutkreislauf ausgeschüttet und können an zahlreichen Organen ganz plötzlich zu Symptomen einer Schilddrüsenüberfunktion führen. Besonders das Herz ist durch die abrupt einsetzende übermäßige Stimulation durch die

Hormone gefährdet. Es muss auf einmal ganz schnell schlagen und mit jedem Schlag große Mengen Blut in den Körper pumpen. Und wenn dieses Herz nicht mehr ganz jung und gesund ist, bekommt ihm das nicht gut. Tatsächlich müssen Menschen mit einer plötzlich einsetzenden Hyperthyreose sofort auf die Intensivstation gebracht werden. Und selbst dort kann einigen Menschen mit einer solch massiven Schilddrüsenüberfunktion nicht mehr geholfen werden.

Ursachenforschung

Hauptursache der Schilddrüsenautonomie ist Jodmangel. Man stellt sich den Zusammenhang folgendermaßen vor: Bei ungenügender Jodversorgung wird die Schilddrüse dazu angeregt, sich zu vergrößern, um trotz des Jodmangels genügend Schilddrüsenhormone produzieren zu können. Und dieser Wachstumsdruck lässt nicht nur die normalen Zellen wachsen, sondern auch die autonomen. Aus diesem Grund nimmt die Schilddrüsenautonomie in Jodmangelgebieten mit steigendem Alter stetig zu. Auch trifft man sie umso eher an, je größer eine Schilddrüse ist und je mehr Knoten sich in ihr gebildet haben. So muss man bei drei von vier älteren Menschen mit einem großen knotigen Kropf mit einer Autonomie rechnen.

Leider ist nicht nur der Jodmangelkropf, sondern auch seine Folge, die Schilddrüsenautonomie, unnötig, denn bei einer ausreichenden Versorgung mit Jod von Kindesbeinen an treten beide Krankheiten nur noch ganz selten auf. Dies kann man in den Ländern beobachten, in denen das Speisesalz ausreichend mit Jod angereichert wird oder andere Maßnahmen den herrschenden Jodmangel in den Lebensmitteln ausgleichen.

Formen der Schilddrüsenautonomie

An anderer Stelle haben Sie erfahren, dass sich die Schilddrüsenautonomie über viele Jahre langsam entwickelt. Dabei entsteht zunächst die so genannte latente Schilddrüsenautonomie, die zwar in der Regel keine Beschwerden verursacht, aber dennoch in

Auch für eine Schilddrüsenautonomie ist letztlich der Jodmangel ursächlich verantwortlich.

Die latente Schilddrüsenautonomie macht meist (noch) keine Beschwerden. Deshalb wird sie erst in einem späten Stadium diagnostiziert.

Die wichtigsten Schilddrüsenerkrankungen

Häufigkeit der verschiedenen Autonomieformen		
Unifokale Autonomie	ein autonomer Bereich	~ 30%
Multifokale Autonomie	mehrere autonome Bereiche	~ 50%
Disseminierte Autonomie	verstreute autonome Bereiche	~ 20%

Im Allgemeinen kann man davon ausgehen, dass eine unbehandelte Kropfbildung auch zum verstärkten Wachstum autonomen Gewebes führt. In der Folge kann eine Überfunktion der Schilddrüse entstehen.

dem Moment sehr gefährlich werden kann, wenn dem Körper von außen große Mengen Jod zugeführt werden. Im höheren Alter und bei lange bestehendem Kropf entwickelt sich daraus dann irgendwann eine manifeste Schilddrüsenautonomie mit den typischen Symptomen der Schilddrüsenüberfunktion. Weiterhin unterscheidet der Arzt drei verschiedene Formen:

Unifokale Autonomie Nur ein Bezirk bzw. Knoten der Schilddrüse arbeitet autonom. Früher wurde dies mit dem Ausdruck »autonomes Adenom« beschrieben.

Multifokale Autonomie Mehrere Schilddrüsenareale bilden unabhängig vom Regelkreis Schilddrüsenhormone.

Disseminierte Autonomie Es befinden sich zahlreiche autonome Zellgruppen verteilt in der gesamten Schilddrüse.

Häufige Beschwerden

Eine latente Schilddrüsenautonomie verursacht in der Regel keine Beschwerden. Allerdings können manchmal auch bei noch normalen Spiegeln freier Schilddrüsenhormone im Blut bereits leichte aber typische Anzeichen einer Schilddrüsenüberfunktion auftreten. Diese werden umso stärker, wenn eine echte, manifeste Schilddrüsenautonomie entsteht. Die erhöhten Hormonspiegel steigern dann zahlreiche Organ- und Stoffwechselfunktionen. Welche Beschwerden im Einzelnen durch die Schilddrüsenüberfunktion hervorgerufen werden können, lesen Sie im Abschnitt zur Schilddrüsenüberfunktion auf den Seiten 85 bis 96 nach.

Neben diesen funktionellen Symptomen kann natürlich auch die vergrößerte Schilddrüse, die sehr häufig mit der Autonomie einhergeht, lokale Beschwerden verursachen, wie z. B. Schluckbe-

Diagnosemethoden

schwerden, Enge- oder Kloßgefühl im Hals, Räuspern, Heiserkeit und Atemnot. Im Falle einer latenten Autonomie können diese Beschwerden sogar ganz im Vordergrund stehen.

Untersuchung

Bei dem Verdacht auf eine Schilddrüsenautonomie wird der Arzt Sie zunächst einmal nach typischen Symptomen einer Schilddrüsenüberfunktion befragen. Danach stellt er mithilfe der Ultraschalluntersuchung die genaue Größe Ihrer Schilddrüse fest. Er sucht dabei vorrangig nach knotigen Veränderungen. Ein einzelner autonomer Schilddrüsenknoten (unifokale Autonomie) stellt sich bei dieser Untersuchung meist etwas dunkler als die umgebende gesunde Schilddrüse dar. Oft liegen in der Mitte des Knotens ganz schwarze Bereiche, die gefüllten Zysten entsprechen. Es ist wichtig, dass der Arzt diese Knoten genau dokumentiert und abmisst, weil der Befund später mit der Schilddrüsenszintigraphie verglichen wird. Weiterhin bestimmt der Arzt die Spiegel der freien Schilddrüsenhormone T3 und T4 sowie den TSH-Spiegel im Blut. Da eine Schilddrüsenautonomie zu einer Veränderung des Blutbildes und der Leberwerte führen kann, wird der Arzt auch dies überprüfen. Und schließlich besteht noch die sehr seltene Möglichkeit, dass eine Schilddrüsenautonomie gleichzeitig mit einer Basedow-Krankheit auftritt, weshalb der Arzt meist auch nach Schilddrüsenantikörpern im Blut sucht.

Zur Klärung der Frage, ob Sie unter einer Schilddrüsenautonomie leiden, können Sie selbst wichtige Hinweise liefern. Beachten Sie dazu auch die Checkliste auf den Seiten 20 und 21.

Szintigraphische Untersuchung

Die wichtigste Untersuchung zur Diagnose der Schilddrüsenautonomie ist die Szintigraphie. Da die autonomen Zellen große Mengen des radioaktiven Technetiums aufnehmen, das sie aufgrund der ähnlichen Größe mit Jod verwechseln, reichern sie im Gegensatz zur gesunden Schilddrüse viel mehr davon an. Mit Hilfe einer Gammakamera, welche die unterschiedliche Strahlung aufnimmt, können die autonomen Areale als so genannte warme oder heiße Knoten (bzw. Bereiche) dargestellt werden. Sind autonome Zellgruppen über die gesamte Schilddrüse verteilt (disse-

Zur Identifizierung einer Schilddrüsenautonomie wird in jedem Fall die Szintigraphie herangezogen.

Die wichtigsten Schilddrüsenerkrankungen

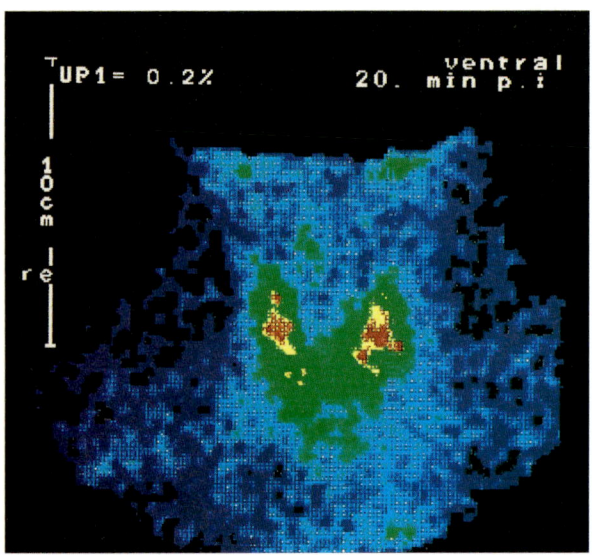

Die Szintigraphie ist anerkanntermaßen die wichtigste Untersuchungsmethode zur Feststellung einer Schilddrüsenautonomie.

Bei der Suppressions-Szintigraphie wird die »normale« Hormonproduktion unterdrückt, um die unkontrolliert produzierenden autonomen Bereiche deutlich vom umliegenden Gewebe unterscheiden zu können.

minierte Autonomie), dann ist die gesamte Technetium-Aufnahme der Schilddrüse deutlich erhöht. Lediglich kleine autonome Bereiche, die noch nicht zu einer Veränderung der Schilddrüsenfunktion geführt haben, können mit der normalen Szintigraphie nicht identifiziert werden. Hier setzt der Arzt das so genannte Suppressions-Szintigramm ein. Dabei wird die normale Schilddrüsenfunktion durch einen kleinen Trick gebremst: Der Betroffene nimmt einige Wochen eine relativ hohe Dosis des Schilddrüsenhormons Levothyroxin ein. Dadurch erhält die Hirnanhangsdrüse die (falsche) Information, die Schilddrüse würde zu viele Hormone herstellen. Sofort sinkt der TSH-Spiegel, und die gesunde Schilddrüse fährt die Hormonproduktion prompt herunter. Nur diejenigen Bezirke in der Schilddrüse, die dieser Regelung durch TSH nicht mehr unterstehen, reagieren nicht darauf und produzieren fleißig weiter Hormone.

In der Suppressions-Szintigraphie (Suppression = Unterdrückung) wird durch die Einnahme von Schilddrüsenhormonen also nur die Hormonproduktion der gesunden Schilddrüsenbereiche unterdrückt, die autonomen Areale reichern dagegen das radioaktive Technetium kräftig an.

Ärztliche Behandlung

Wenn der Arzt bei Ihnen eine Schilddrüsenautonomie festgestellt hat, richtet sich die Behandlung zunächst danach, ob sie bereits zu einer echten, manifesten Schilddrüsenüberfunktion geführt hat oder ob lediglich eine latente Schilddrüsenautonomie mit normalen Hormonspiegeln und erniedrigtem TSH besteht.

Behandlung der latenten Schilddrüsenautonomie

Bei einer latenten Schilddrüsenautonomie müssen Sie (noch) nicht unbedingt behandelt werden, da ja noch keine Schilddrüsenüberfunktion aufgetreten ist. Auf jeden Fall aber müssen Sie Ihre Schilddrüsenfunktion in regelmäßigen Abständen, und zwar mindestens einmal pro Jahr, bei Ihrem Arzt überprüfen lassen. Andererseits empfehlen immer mehr Spezialisten bereits in dieser Krankheitsphase, die Autonomie durch eine Radiojodtherapie bzw. eine Operation endgültig zu beseitigen. Die Gründe dafür sind, dass die Autonomie von allein niemals – bis auf extrem seltene Ausnahmen – ausheilt, und dass auch eine latente Autonomie immer eine Gefahr für den Patienten darstellt. Denn sobald die autonomen Bezirke von außen große Jodmengen zugeführt bekommen, entsteht aus der schlummernden Schilddrüsenkrankheit eine massive lebensbedrohliche Schilddrüsenüberfunktion.

Möglicherweise denken Sie jetzt, dass Sie Herr der Lage sind, da Sie jedem Arzt, der Ihnen vor einer Röntgenaufnahme ein Kontrastmittel geben will, sagen können, dass Sie an einer Schilddrüsenautonomie leiden und dieser Untersuchung nicht zustimmen können. Natürlich haben Sie in diesem Fall Recht. Es kann Ihnen

Auch die latente Schilddrüsenautonomie sollte behandelt werden, da sie in bestimmten Ausnahmesituationen zu einer lebensbedrohlichen Krankheit werden kann. Man kann auch nicht damit rechnen, dass sie von selbst ausheilt.

Häufige Quellen für eine erhöhte Jodzufuhr von außen

- Jodhaltige Röntgenkontrastmittel
- Desinfektionsmittel
- Das Medikament Amiodaron gegen schwere Herzrhythmusstörungen
- Hautcremes, -salben und -lotionen
- Augentropfen
- Präparate zur Steigerung des Allgemeinbefindens im Alter
- Medikamente zur Behandlung von Atemwegserkrankungen
- Algenpräparate
- Jodhaltige Zahnpasta
- Jodsalz
- Jodidtabletten

aber auch ein schwerer Unfall zustoßen, der Ihnen das Bewusstsein nimmt und damit die Möglichkeit, den Arzt darauf hinzuweisen. Auch kann sich aus der latenten Autonomie relativ plötzlich eine Schilddrüsenüberfunktion entwickeln, die Sie vielleicht in einem Moment trifft, in dem eine endgültige Ausschaltung der Autonomie nicht möglich ist. Deshalb sollten Sie der Empfehlung Ihres Arztes, die autonomen Bezirke in Ihrer Schilddrüse möglichst bald endgültig zu entfernen, nicht zu skeptisch und ablehnend gegenüberstehen.

Behandlung der manifesten Schilddrüsenautonomie

Geht die Schilddrüsenautonomie mit einer Überfunktion einher, dann zögern Sie nicht, diese autonomen Bezirke möglichst schnell und endgültig behandeln zu lassen.

Die beste Behandlung der Schilddrüsenautonomie ist die Radiojodtherapie. Nur wenn diese nicht durchgeführt werden kann, sollten die autonomen Bezirke operativ entfernt werden. Beide Verfahren können allerdings erst dann gefahrlos eingesetzt werden, wenn die Überfunktion durch Medikamente ausreichend normalisiert wurde.

Eine dauerhafte medikamentöse Therapie der Schilddrüsenautonomie ist dagegen nicht sinnvoll, weil sie nicht die Ursache der Krankheit beseitigt, so wie es mit der Radiojodtherapie weitgehend möglich ist. Außerdem besteht immer die Gefahr, dass die Schilddrüsenüberfunktion durch äußere Jodzufuhr erheblich verschlimmert wird. Das ist nicht mehr der Fall, wenn die autonomen Knoten bzw. Areale ausgeschaltet wurden, sodass die Möglichkeit der Überproduktion endgültig beseitigt ist.

Medikamente zur Behandlung der Schilddrüsenüberfunktion werden Thyreostatika genannt. Die gebräuchlichsten Mittel sind Thiamazol und Carbimazol. Beide hemmen den Einbau von Jod in die Schilddrüsenhormone und verringern somit die Hormonproduktion in der Schilddrüse. Nur wenn jemand auf eines dieser Mittel allergisch reagiert, wird als Alternative Propylthiouracil eingesetzt.

Auch wenn eine Behandlung mit Medikamenten möglich ist, empfiehlt es sich in den meisten Fällen, das autonome Gewebe mithilfe der Radiojodtherapie oder durch eine Operation entfernen zu lassen.

Bewährte Heilrezepte

Wirkungsweisen von Medikamenten

Thiamazol und Carbimazol wirken über 24 Stunden. Deshalb muss man diese Mittel nur einmal täglich einnehmen. Die Behandlung wird mit einer höheren Dosis von z. B. 15 bis 40 Milligramm Carbimazol täglich begonnen. Nach vier bis sechs Wochen normalisiert sich dabei die Schilddrüsenüberfunktion, und die Dosis kann auf 2,5 bis 15 Milligramm pro Tag gesenkt werden. Zu Beginn der Behandlung geht die Schilddrüsenüberfunktion nur zögernd zurück. Ausgeprägte Beschwerden, insbesondere ein schneller Puls und andere Herzrhythmusstörungen bessern sich rasch, wenn diese Schilddrüsenhormonwirkungen mit einem Beta-Rezeptoren-Blocker (kurz Betablocker) abgebremst werden. Dieses Mittel wird nach Erreichen einer normalen Schilddrüsenfunktion grundsätzlich wieder abgesetzt.

Sobald sich die Schilddrüsenwerte im Blut normalisiert haben und nichts gegen diese Methode spricht, sollte die Autonomie

Die langsam einsetzende Normalisierung der Schilddrüsenfunktion durch die Wirkstoffe Thiamazol bzw. Carbimazol erfordert zu Therapiebeginn oft die zusätzliche Gabe von so genannten Betablockern.

Therapiemethoden

Radiojodtherapie	Sie ist die beste Therapiemöglichkeit der Schilddrüsenautonomie. Sie wird immer dann eingesetzt, wenn keine wichtigen Gründe dagegen sprechen.
Operation	Sie wird dann durchgeführt, wenn eine Radiojodtherapie nicht möglich ist, vor allem in Schwangerschaft und Stillzeit, wenn gleichzeitig der Verdacht auf einen bösartigen Tumor besteht, bei großen Schilddrüsen mit starken örtlichen Beschwerden und wenn die Schilddrüse Jod nicht richtig aufnimmt.
Medikamente	Arzneimittel werden eingesetzt, um die Schilddrüsenüberfunktion zu normalisieren, denn nur bei normaler Funktion können Radiojodtherapie oder Operation erfolgreich durchgeführt werden.

Die drei verschiedenen Therapiemethoden bei einer Schilddrüsenautonomie finden Sie im nebenstehenden Kasten.

endgültig durch eine Radiojodtherapie ausgeschaltet werden. In den Fällen, in denen die Radiojodtherapie nicht durchgeführt werden kann, wird ein Teil der Schilddrüse operativ entfernt. Dabei bemüht sich der Operateur, vor allem die Bereiche herauszunehmen, in denen sich nach dem Befund des Szintigramms und der Sonographie der oder die autonomen Bezirke befinden. Nur wenn weder Radiojodtherapie noch Operation möglich sind, wird die Schilddrüsenautonomie langfristig mit thyreostatischen (schilddrüsenblockierenden) Medikamenten behandelt.

Radiojodtherapie

Die Radiojodtherapie – seit mehr als 50 Jahren bewährt – gilt als sehr zuverlässig und hat kaum schädliche Nebenwirkungen. Die dabei freiwerdende radioaktive Strahlung ist minimal und ungefährlich.

Wenn Sie unter einer Schilddrüsenautonomie leiden und keiner der bisher aufgezeigten Gründe gegen eine Radiojodtherapie spricht, dann sollten Sie dieser ungefährlichen Behandlung unbedingt den Vorzug geben – auch wenn es sich dabei um eine Methode handelt, bei der ein radioaktives Mittel eingesetzt wird.

Viele Menschen denken bei radioaktiven Stoffen sofort an deren ungeheure Zerstörungskraft in Form von Atomkraftwerken oder Wasserstoffbomben. Allerdings erfolgt die Behandlung mit radioaktiven Stoffen in der Medizin sehr vorsichtig und nur mit den geringsten nötigen Dosen. Außerdem weiß man gerade bei der Radiojodtherapie der Schilddrüse aus langjähriger Erfahrung, dass bei dieser Behandlung keinerlei langfristige Komplikationen auftreten. Seit 1944 wird diese Therapie durchgeführt, und es konnten bisher in keinem Fall schwere Nebenwirkungen – auch nicht viele Jahre nach der Behandlung – festgestellt werden.

Keine Angst vor radioaktivem Jod!

Die unbegründete Angst, die der Radiojodtherapie noch heute anhaftet, resultiert vermutlich daraus, dass der Patient, der mit dieser Methode behandelt wird, einige Tage auf einer speziellen Station verweilen muss und in dieser Zeit keinen Besuch empfangen darf. Das ist aber nur in Deutschland so. In den sonst eher strengen USA bekommt der Patient die Kapsel mit der für ihn berechneten Dosis an radioaktivem Jod mit nach Hause. Und während bei uns die Empfehlung gilt, jüngere Menschen nicht mit einer radioaktiven Substanz zu behandeln, werden in Amerika sogar Kinder, die unter einer Schilddrüsenautonomie leiden, mit der Radiojodtherapie behandelt.

Sehr hohe Erfolgsrate
Tatsächlich ist die Radiojodtherapie geradezu die ideale Behandlung für eine Schilddrüsenautonomie, und zwar unabhängig davon, ob sich in der Schilddrüse nur ein autonomer Knoten findet, ob mehrere Bezirke autonom Hormone produzieren oder ob diese Autonomie diffus über die ganze Schilddrüse verteilt ist. Denn es sind vor allem die autonomen Zellen, die sich das radioaktive Jod einverleiben, von dem sie letztlich zerstört werden. Damit nicht auch gesunde Schilddrüsenzellen dieses Schicksal erleiden, wendet man folgenden Trick an: Bestand zuvor eine Überfunktion, dann normalisiert man die Schilddrüsenfunktion mithilfe von Medikamenten nur so weit, dass der TSH-Wert noch stark erniedrigt ist. Damit wird die Jodaufnahme und die Schilddrüsenhormonproduktion in den gesunden Zellen gebremst. Das meiste radioaktive Jod wird deshalb von den autonomen Zellen aufgenommen, und das gesunde Gewebe wird geschont. Wird die Radiojodtherapie bei einer latenten Schilddrüsenautonomie durchgeführt, senkt man den TSH-Wert zuvor durch die Gabe des synthetischen Schilddrüsenhormons Levothyroxin. Dadurch erreicht man ebenfalls, dass die gesunden Schilddrüsenzellen nur auf Sparflamme arbeiten und kaum etwas von dem radioaktiven Jod in sich aufnehmen.
Durch diese Vorbehandlung werden also die normal funktionie-

Durch eine entsprechende medikamentöse Vorbehandlung wird erreicht, dass die Aufnahme der radioaktiven Substanz weitgehend auf die Bereiche des autonomen Gewebes beschränkt bleibt.

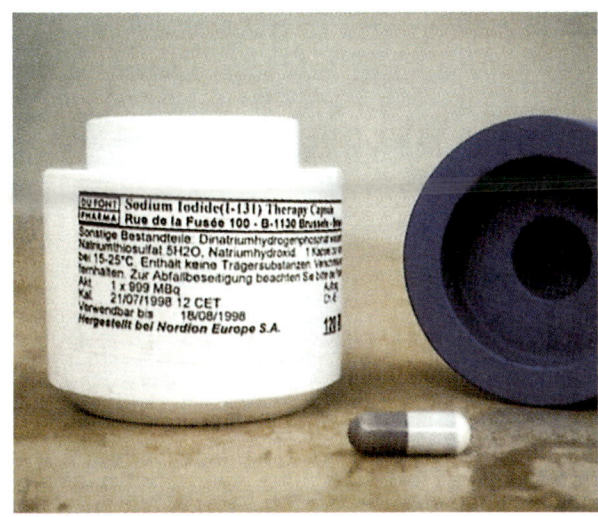

Das radioaktive Jod birgt für die gesunden Zellen kaum Gefahren, da es vor allem von den autonomen Zellen aufgenommen wird.

renden Zellen geschützt und in erster Linie die autonomen Bereiche ausgeschaltet. So exakt kann der Chirurg allenfalls bei einem einzelnen autonom arbeitenden Knoten arbeiten, doch auch hier kann er »daneben schneiden«. Die Radiojodtherapie erreicht dagegen alle autonomen Bereiche.

In Deutschland wählt man die Dosis, die zur Ausschaltung der autonomen Bereiche dient und die vor der Behandlung mit dem so genannten Radiojodtest bestimmt wird, eher niedrig. Auch das schützt das normale Schilddrüsengewebe vor einer »versehentlichen« Zerstörung, die dann in eine Schilddrüsenunterfunktion münden kann. Allerdings beträgt der Erfolg der Radiojodtherapie deshalb »nur« 80 bis 90 Prozent. Die restlichen 10 bis 20 Prozent, in denen weiterhin eine Autonomie nachweisbar ist, kann man aber durch eine zweite Radiojodtherapie ausschalten. In den USA wählt man von Anfang an eine höherer Dosis und nimmt damit eine größere Zahl an Schilddrüsenunterfunktionen nach der Therapie in Kauf. Der Sinn liegt darin, dass die Unterfunktion mit der Gabe von Levothyroxin sehr einfach zu behandeln ist, während bei weiterhin bestehender Autonomie die Gefahr einer Schilddrüsenüberfunktion nicht völlig gebannt ist.

Was passiert auf der Spezialstation?

Während die »Isolierung« auf der Spezialstation der Radiojodtherapie einen geheimnisvollen Nimbus verleiht, passiert hier eigentlich sehr wenig. Nach der Aufnahme bekommt der Patient eine Kapsel zu schlucken, die genau die Menge an radioaktivem Jod enthält, die man zur Zerstörung der autonomen Bezirke in seiner Schilddrüse berechnet hat. Ansonsten muss er sich die Zeit bis zur Entlassung mit anderen Dingen vertreiben.

Die Patienten werden nur deshalb isoliert, weil sie nach der Behandlung das radioaktive Jod ausscheiden, und weil sie selbst eine kurze Zeit lang zur Strahlenquelle werden. Die radioaktiven Exkremente werden in speziellen Gefäßen gesammelt, bis sie nahezu frei von Strahlung sind und in die normale Kanalisation eingeleitet werden können. All diese Dinge sind im Strahlenschutz-

Nach den strengen Vorschriften des deutschen Strahlenschutzgesetzes müssen Patienten, die einer Radiojodbehandlung unterzogen wurden, für wenige Tage auf einer Spezialstation isoliert werden, damit die schwach radioaktiven Ausscheidungen sachgerecht entsorgt werden können.

Eine wirksame Methode

Regelmäßige Einnahme von Jodidtabletten

Es ist ebenfalls außerordentlich wichtig, dass Sie nach der Behandlung der Schilddrüsenautonomie einem neuen Kropf und damit eventuell einer neuen Autonomie durch die regelmäßige Einnahme von Jodtabletten (200 µg täglich) vorbeugen. Wenn zusätzlich eine Schilddrüsenunterfunktion auftritt, müssen Sie diese durch Einnahme von Thyroxin ausgleichen. Werden Sie bei diesen Tabletten, die Sie von nun an Ihr Leben lang einnehmen müssen, nicht nachlässig. Auch wenn Ihnen momentan nichts fehlt, hängt die Gesundheit Ihrer Schilddrüse und Ihr gesamtes Wohlbefinden von diesen Medikamenten ab. Vielleicht hilft es Ihnen zu wissen, dass Sie, wenn Sie Jodtabletten oder das Schilddrüsenhormon Levothyroxin regelmäßig und in der richtigen Dosierung einnehmen, keine Nebenwirkungen zu befürchten brauchen.

Sehr selten tritt nach einer Radiojodbehandlung eine leichte Schilddrüsenentzündung auf. Diese kann gut mit Medikamenten behandelt werden.

gesetz niedergelegt, so auch, dass die Entlassung frühestens nach 48 Stunden erlaubt ist und nur dann, wenn die Radioaktivität, die jeden Tag mit einem Messgerät bestimmt wird, einen genau festgelegten Wert unterschreitet.
Als seltene akute Nebenwirkung kann die Radiojodtherapie eine leichte Schilddrüsenentzündung hervorrufen, die mit entzündungshemmenden Mitteln gut behandelt werden kann.

Nachbehandlung

Vier Wochen nach der Radiojodtherapie prüft der Arzt anhand der Schilddrüsenwerte im Blut, ob die Schilddrüsenfunktion wieder normal ist und ob alle autonomen Bereiche durch das Radiojod zerstört wurden. Dann können die Medikamente, die eventuell zur Behandlung einer Überfunktion verabreicht wurden, abgesetzt werden.
Eine wichtige Kontrolluntersuchung folgt drei Monate nach der Therapie. Dabei werden Schilddrüsenhormone und TSH im Blut bestimmt, eine Sonographie und eine Szintigraphie durchge-

Auf die Radiojodtherapie folgt immer eine Nachbehandlung, die unbedingt wahrgenommen werden muss.

führt, um zu sehen, ob alle autonomen Bezirke zerstört wurden. Danach müssen Sie einmal im Jahr die Hormone im Blut kontrollieren lassen, da im Laufe der Zeit die Hormonproduktion weiter abnehmen und sich eine Schilddrüsenunterfunktion entwickeln kann. Diese Kontrolltermine sind außerordentlich wichtig, um eine mögliche Veränderung frühzeitig zu erkennen und zu behandeln.

Operative Möglichkeiten

Wenn eine Radiojodtherapie aus bestimmten Gründen ausgeschlossen werden muss, ist die Operation das Mittel der Wahl. Der Eingriff ist nicht besonders kompliziert und dauert auch nicht lange.

Wenn die Schilddrüsenautonomie mit einem großen Kropf einhergeht, der lokale Beschwerden verursacht, oder wenn sich bei einigen Knoten in diesem Kropf der Verdacht auf einen bösartigen Tumor nicht ganz ausräumen lässt, wird der Arzt Ihnen vorschlagen, sich operieren zu lassen.

Auch wenn Sie sich in der nächsten Zeit ein Kind wünschen oder nicht auszuschließen ist, dass Sie schwanger sind, kann keine Radiojodtherapie durchgeführt werden.

Weiterhin gibt es einige Fälle, in denen nicht genug Jod in die Schilddrüse aufgenommen wird. Dann ist die Radiojodtherapie sinnlos, und es muss operiert werden.

Soweit es möglich ist, versucht der Chirurg nur das Schilddrüsengewebe zu entfernen, in dem die autonomen Bereiche liegen, und die gesunden Anteile zu belassen. Ist jedoch die gesamte Schilddrüse von autonomen Bezirken durchsetzt, dann muss fast die ganze Schilddrüse entfernt werden, und der Operateur lässt nur einen kleinen Rest zurück.

Mögliche Komplikationen

Da die Schilddrüse von außen gut zugänglich ist, dauert der Eingriff nicht lange und belastet Sie nicht durch eine mehrstündige Narkose. Auch die Narbe wird, wenn immer es möglich ist, in einer Hautfalte im Hals »versteckt«, sodass man sie hinterher kaum erkennt. Sehr selten kommt es zu einer Nachblutung, die durch starke Schmerzen und ein rasches Anschwellen des Halses leicht zu erkennen ist und gut behandelt werden kann.

Heiserkeit als Folge der Operation

Etwas risikoreicher wird die Operation, wenn ein Großteil oder gar die ganze Schilddrüse entfernt werden muss. Dann muss der Chirurg die Schilddrüse genau von den benachbarten Organen abgrenzen. Und hier sind besonders die kleinen Nebenschilddrüsen gefährdet, die auf der Rückseite der Schilddrüse liegen, sowie der Stimmbandnerv (Nervus recurrens), der an beiden Seiten der Schilddrüse vorbeizieht. Daher sind die häufigsten Komplikationen nach einer Schilddrüsenoperation Heiserkeit und Muskelkrämpfe.

Das Operationsrisiko ist leicht erhöht, wenn die gesamte Schilddrüse entfernt werden muss.

Die Heiserkeit tritt auf, wenn der Stimmbandnerv während der Operation gequetscht oder durchgeschnitten wurde. Im ersteren Fall bildet sich die Heiserkeit zurück, sobald sich der angegriffene Nerv erholt. Wurde der Nerv jedoch erheblich verletzt, dann bleibt die Heiserkeit dauerhaft bestehen. Das Risiko dieser Komplikation liegt bei ein bis drei Prozent. Bei einer Schilddrüse, die nicht zum ersten Mal operiert wurde, nimmt dieses Risiko deutlich zu, da sich durch die narbigen Veränderungen die Umgebung der Schilddrüse weitaus schlechter abgrenzen lässt.

Störungen des Kalziumstoffwechsels

Werden bei der Schilddrüsenoperation versehentlich die Nebenschilddrüsen mit entfernt, nimmt die Produktion von Parathormon ab, einem Hormon, das den Kalziumstoffwechsel im Körper reguliert. Dadurch können schmerzhafte Krämpfe in den Muskeln und Sensibilitätsstörungen auftreten. Auch diese Komplikation kommt nach einer Schilddrüsenoperation in ein bis drei Prozent der Fälle vor. Da oftmals die Nebenschilddrüsen nur kurzfristig geschädigt wurden, bilden sich die Symptome in vielen Fällen wieder zurück.

Je weniger Schilddrüsengewebe im Körper belassen wird, desto größer ist die Gefahr, dass die Restschilddrüse nicht mehr genügend Hormone produziert und eine Unterfunktion entsteht. In diesem Fall müssen die fehlenden Hormone durch die lebenslange Einnahme von Levothyroxintabletten ersetzt werden.

Ist nach der Operation nur noch wenig Schilddrüsengewebe vorhanden, muss die verminderte Hormonproduktion durch die ständige Einnahme von Hormonpräparaten ausgeglichen werden.

Nachbehandlung

Gleich nach der Operation prüft der Arzt, ob die Stimmbänder auf beiden Seiten normal funktionieren. Außerdem bestimmt er den Kalziumspiegel im Blut, um eine mögliche Verletzung oder versehentliche Entfernung der Nebenschilddrüsen rasch zu erkennen und zu behandeln.

Auch nach einer Operation ist eine Nachbehandlung erforderlich, die in der Regel ambulant erfolgt. Anschließend wird die Schilddrüsenfunktion einmal pro Jahr durch den Hausarzt überprüft.

Vier bis sechs Wochen nach der Operation werden die freien Schilddrüsenhormone im Blut und der TSH-Wert bestimmt sowie eine Sonographie und eine Szintigraphie durchgeführt. Ist die Schilddrüsenfunktion in Ordnung, müssen Sie mit einer lebenslangen Einnahme von Jodtabletten (200 µg/Tag) einer erneuten Kropfbildung und/oder Schilddrüsenautonomie vorbeugen. Wurde ein sehr großer Teil der Schilddrüse entfernt, sodass das restliche Gewebe nicht mehr genügend Hormone herstellen kann, müssen Sie zusätzlich diesen Hormonmangel durch die ebenfalls lebenslange Einnahme von Levothyroxintabletten ausgleichen.

Im weiteren Verlauf muss die Schilddrüsenfunktion durch die Bestimmung der Hormone und des TSH im Blut mindestens einmal pro Jahr geprüft werden. Auch hier sollten Sie keine der Kontrolluntersuchungen ausfallen lassen, da sich einerseits wieder eine Autonomie entwickeln kann, andererseits aber auch eine Schilddrüsenunterfunktion auftreten bzw. eine bestehende sich verschlechtern kann.

Zusätzliche Maßnahmen, natürliche Heilmethoden und Hausmittel

Eine ausgewogene und vitaminreiche Ernährung ist von großer Bedeutung für die Vorbeugung.

Wie Sie bereits im Kapitel über die Schilddrüsenüberfunktion gelesen haben, sollten Sie ein gesundes Leben führen, sich ausgewogen und vitaminreich ernähren und anstrengende, stressige Zeiten durch ausreichend lange Entspannungsphasen ausgleichen. Geben Sie, wenn Sie noch rauchen, diese Angewohnheit rasch auf, und verwöhnen Sie sich auch mit anderen Genussmitteln nur sehr zurückhaltend.

Die medikamentöse Therapie der Schilddrüsenautonomie soll nur so lange eingesetzt werden, bis die Ursache der Überfunktion

Heilpflanzen

Pflanzliche Medikamente zur unterstützenden Behandlung bei Schilddrüsenüberfunktion

Deutscher Name	Lateinischer Name	Günstige Wirkung bei
Melissenblätter	Melissa officinalis	Nervosität, Unruhe, Einschlafstörungen, Magen- und Darmbeschwerden
Baldrianwurzel	Valeriana officinalis	Nervosität, Unruhezustände, Einschlafstörungen
Herzgespannkraut	Leonurus cardiaca	Nervöse Herzbeschwerden
Besenginster	Sarothamnus scoparius	Funktionelle Herz- und Kreislaufbeschwerden

durch eine Radiojodtherapie oder eine Operation endgültig behoben werden kann. Die Dauertherapie mit Medikamenten ist nur in Ausnahmefällen eine Alternative, wenn weder Operation noch Radiojodtherapie möglich sind. Dies gilt natürlich auch für pflanzliche Medikamente, die eine Schilddrüsenüberfunktion positiv beeinflussen sollen. Derzeit kennt man zwei Pflanzen, die – zumindest in experimentellen Untersuchungen – eine leichte Schilddrüsenüberfunktion verbessern konnten. Bei Untersuchungen am Menschen gingen zwar die Beschwerden teilweise zurück, eine Veränderung der Schilddrüsenhormone und des TSH-Wertes konnte aber nicht festgestellt werden.

Bei diesen Pflanzen handelt es sich um den Wolfsfuß (Lycopus europaeus und Lycopus virginicus), auch Wolfstrapp oder Wolfsklaue genannt, und um den echten Steinsamen (Lithospermum officinale). Von den Medikamenten, die aus diesen Pflanzen gewonnen werden, konnte man nachweisen, dass sie die Wirkung des Hormons TSH aus der Hirnanhangsdrüse abschwächen und zusätzlich über einen direkten Effekt in der Schilddrüse die Produktion der Schilddrüsenhormone verringern. Wenn Sie an einer leichten Schilddrüsenüberfunktion leiden und diese Erkran-

Pflanzliche Medikamente können manche Symptome abschwächen – für eine Therapie, die zur Heilung führen soll, sind sie jedoch nicht geeignet. Verzichten Sie auf eine Selbstmedikation, die nicht mit Ihrem Arzt abgestimmt ist.

Die wichtigsten Schilddrüsenerkrankungen

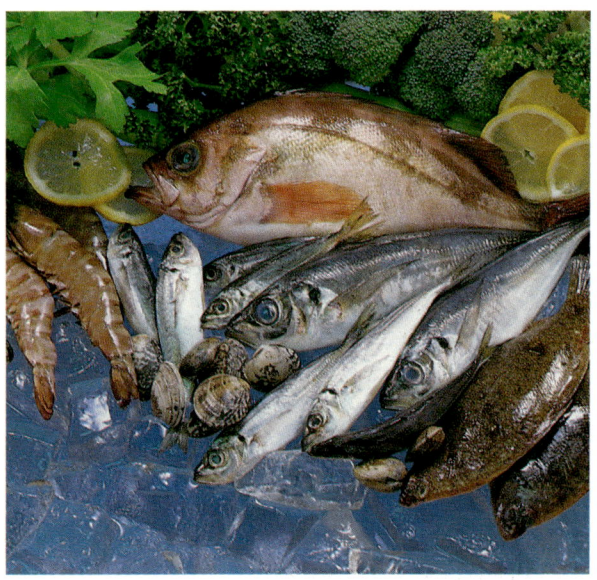

Fisch ist ein natürlicher Jodträger. Durch den regelmäßigen Konsum beugen Sie einem Jodmangel wirkungsvoll vor.

kung lieber mit einer natürlichen Substanz behandeln wollen, so tun Sie dies nicht eigenmächtig. Sprechen Sie in jedem Fall mit Ihrem Arzt über eine solche Behandlungsmöglichkeit, und setzen Sie niemals Medikamente nach eigenem Gutdünken ab. Nochmals sei hier betont, dass weder synthetische noch pflanzliche Medikamente eine Schilddrüsenautonomie zum Abheilen bringen können. Das ist nur durch eine Radiojodtherapie oder Operation möglich.

Vorbeugen ist günstiger als behandeln

Dies gilt in besonderem Maße für die Schilddrüsenautonomie, zumal die Vorbeugung hier genauso einfach ist wie beim Kropf. Wenn der Organismus von Kindheit an mit genügend Jod versorgt wird, bildet sich kein Kropf und es entsteht auch keine Schilddrüsenautonomie. Auf diese einfache Weise könnte man rund 90 000 Operationen pro Jahr vermeiden und ebenso unzählige Radiojodtherapien. Da es aber in Deutschland noch keine gesetzlichen Maßnahmen zur Verbesserung der Jodversorgung gibt, sind Sie auf sich selbst gestellt. Versuchen Sie, sich jodreich zu ernähren oder, was noch sicherer ist, nehmen Sie täglich Jodtabletten ein. Wenn Sie bereits unter einer Schilddrüsenautonomie leiden, dürfen Sie der kranken Schilddrüse allerdings kein zusätzliches Jod mehr anbieten, da sie sonst sehr schnell in eine Überfunktion geraten kann. Sorgen Sie aber bei Ihren Kindern dafür, dass sie nicht das gleiche Schicksal erleiden. Gewöhnen Sie Ihre Angehörigen so früh wie möglich daran, sich mit einer kleinen Tablette am Tag davor zu schützen, dass sie eines Tages operiert oder mit einer Radiojodtherapie behandelt werden müssen.

Die Basedow-Krankheit (immunogene Hyperthyreose)

Die Basedow-Krankheit ist eine Autoimmunerkrankung. Hierbei wendet sich das Immunsystem nicht wie im Normalfall gegen krankmachende Eindringlinge wie Bakterien, Viren und Pilze, sondern gegen körpereigenes Gewebe. Da das Immunsystem bei dieser Form der Schilddrüsenüberfunktion eine entscheidende Rolle spielt, nennt man sie auch immunogene Hyperthyreose oder Autoimmunhyperthyreose. Während die Schilddrüsenautonomie vor allem bei älteren Menschen vorkommt, tritt die immunogene Hyperthyreose in jedem Lebensalter auf. Frauen sind fünfmal so oft betroffen wie Männer.

Die Basedow-Krankheit liegt in Deutschland etwa 40 Prozent der Schilddrüsenüberfunktionen zugrunde. Die häufigere Ursache der Hyperthyreose ist hier zu Lande die Schilddrüsenautonomie. In Ländern, in denen die Jodversorgung besser ist, gibt es kaum Schilddrüsenautonomien. Schilddrüsenüberfunktionen werden dort hauptsächlich durch die Basedow-Krankheit verursacht.

Auch die Basedow-Krankheit beruht – wie die Hashimoto-Thyreoiditis auf einer Fehlreaktion des Immunsystems.

Ursachen der Basedow-Krankheit

Soweit man heute weiß, sind mehrere Faktoren an der Entstehung der Basedow-Krankheit beteiligt. Zunächst einmal muss eine erbliche Veranlagung vorhanden sein, auf deren Boden sich diese Autoimmunkrankheit der Schilddrüse entwickeln kann. Weiterhin müssen ein oder mehrere Auslöser hinzukommen, damit die Krankheit tatsächlich ausbricht. Zu diesen Auslösern gehören vermutlich verschiedene Infektionen, aber auch Stress und eine ungesunde Lebensweise.

Man stellt sich die Entstehung der Basedow-Krankheit folgendermaßen vor: Bei Menschen, die eine entsprechende erbliche Veranlagung haben, stehen diejenigen Zellen des Abwehrsystems, welche die Schilddrüsenkrankheit auslösen können, zunächst unter der Kontrolle von übergeordneten Zellsystemen. Tritt eine

Wenn die Veranlagung gegeben ist, können Infektionskrankheiten oder auch Stress die Basedow-Krankheit zum Ausbruch bringen.

Virusinfektion auf oder ist das Immunsystem durch einen belastenden Lebensstil (Stress) stark angegriffen, bricht diese Kontrolle zusammen. Die Abwehrzellen, die gegen die Schilddrüse gerichtet sind, vermehren sich. Einige von ihnen bilden einen speziellen Abwehrstoff, der sich gegen die Bindungsstelle richtet, an der normalerweise das Thyreoidea stimulierende Hormon (TSH) aus der Hirnanhangsdrüse andockt und die Schilddrüse zur vermehrten Jodaufnahme sowie zur verstärkten Hormonproduktion anregt.

Natürlich kann die Schilddrüse nicht unterscheiden, ob es sich um das echte Hormon TSH handelt oder um den Antikörper, der sich jetzt vermehrt an die Bindungsstellen bindet. Sie geht davon aus, dass es TSH sein muss, und produziert mehr und mehr Schilddrüsenhormone. Da nutzt es der Schilddrüse gar nichts, dass die Hirnanhangsdrüse auf diese Mehrproduktion von Hormonen mit einer Drosselung ihrer TSH-Ausschüttung reagiert. Da die Schilddrüse den Antikörper für TSH hält, produziert sie eifrig weiter viel zu viele Hormone, die der Körper im Moment gar nicht braucht.

Welche Beschwerden treten auf?

Bei der Basedow-Krankheit handelt es sich im Grunde um eine Schilddrüsenüberfunktion, die mit weiteren speziellen Symptomen und Beschwerden verbunden ist.

Die Überschwemmung des Körpers mit Schilddrüsenhormonen führt zu den verschiedenen Symptomen der Hyperthyreose, die im Abschnitt »Schilddrüsenüberfunktion« auf den Seiten 83 bis 94 genau geschildert sind.

Das ist aber nicht die einzige Folge der Basedow-Krankheit. Zu dieser Erkrankung gehören noch ganz charakteristische Symptome der Augen, die vielen Laien auch als »Basedow-Augen« bekannt sind, sowie die eher seltenen Symptome des Myxödems (→ Seite 119) und der Akropachie (→ Seite 120). Außerdem besteht in den meisten Fällen ein Kropf, der jedoch nur selten Knoten enthält. Doch auch dieser Kropf kann bei der Autoimmunhyperthyreose zu einem Enge- und Kloßgefühl sowie in schwereren Fällen zu starken Schluckbeschwerden und heftiger Atemnot führen.

»Basedow-Augen« oder endokrine Orbitopathie

Die für die Basedow-Krankheit so typischen Augensymptome können auch einmal ohne Schilddrüsenüberfunktion auftreten. In über 90 Prozent jedoch gehen sie mit einer immunogenen Hyperthyreose einher. Dabei muss die Augenerkrankung nicht gleichzeitig mit der Schilddrüsenüberfunktion in Erscheinung treten. Sie kann ihr vorausgehen oder nachfolgen.

Verursacht werden die Augenveränderungen und -beschwerden ebenfalls durch Abwehrprozesse, wobei sich zunächst bestimmte Abwehrzellen, die Lymphozyten, in dem das Auge umgebenden Gewebe breit machen und eine Reihe krankmachender Prozesse einleiten. Unter anderem regen sie Bindegewebszellen dazu an, aufquellende Substanzen herzustellen. Dies führt dazu, dass im Frühstadium der endokrinen Orbitopathie zunächst die äußeren Anteile der Augenbrauen anschwellen.

Ein deutliches Symptom der Basedow-Krankheit sind die aus den Augenhöhlen hervortretenden Augen, verbunden mit einer chronischen Bindehautentzündung und zunehmenden Sehstörungen.

Ermüdung und Sehstörung

Später dringen diese quellenden Stoffe auch in das Fettgewebe der Augenlider und hinter den Augäpfeln sowie in die äußeren Augenmuskeln ein. Dabei schwellen die Lider an, die Augäpfel treten hervor und die Augenbewegungen laufen nicht mehr ganz synchron ab.

Die Folge ist, dass der Betroffene Doppelbilder sieht. Außerdem bewirkt die Erkrankung eine chronische Bindehautentzündung und führt in schweren Fällen dazu, dass die Augenlider sich nicht mehr völlig schließen können. Teile der Augen bleiben während des Schlafes ungeschützt. In den meisten Fällen sind beide Augen befallen, bei zehn Prozent der Betroffenen ist nur ein Auge erkrankt.

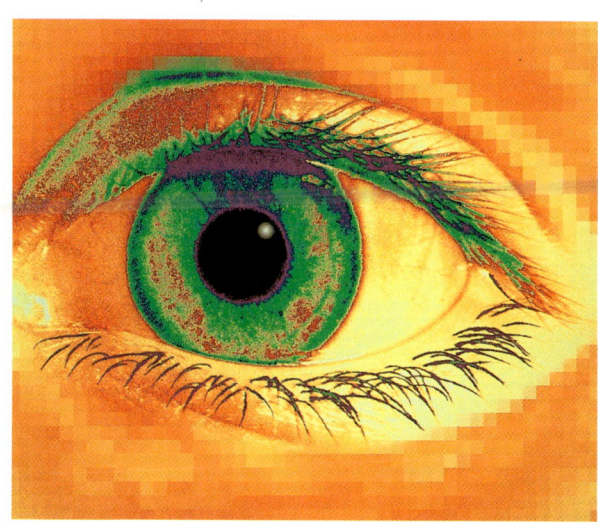

Zum Teil stark hervortretende Augen sind das typische Merkmal für die Basedow-Krankheit.

Die wichtigsten Schilddrüsenerkrankungen

Die Beschwerden beginnen sehr langsam und werden von dem Betroffenen zunächst kaum bemerkt oder nicht ernst genommen. Die endokrine Orbitopathie kann sich z. B. durch Druckgefühl im Auge bemerkbar machen, so als wäre ein Fremdkörper ins Auge gelangt. Oder der Betroffene verspürt besonders bei Sonnenschein, dass er helles Licht nicht mehr so gut verträgt wie früher. Dazu können die Augen leichter und öfter zu tränen beginnen. Man nimmt die Umgebung plötzlich verschwommener und manchmal auch verzerrt in Form von Doppelbildern wahr. Dies passiert vor allem beim Betrachten sehr nahe gelegener Dinge. Diese Beschwerden sind morgens stärker ausgeprägt und gehen im Laufe des Tages wieder zurück.

Erste deutliche Augensymptome sind eine zunehmende Lichtempfindlichkeit sowie das Auftreten eines permanenten Druckgefühls am Augapfel.

Als frühes Zeichen der aus den Augenhöhlen nach vorne gedrängten Augäpfel wird der Lidschlag seltener, beim Blick nach unten bleibt das Oberlid zurück, und man kann auch beim Blick nach vorn einen kleinen weißen Streifen oberhalb der Regenbogenhaut erkennen. In ganz schweren Fällen, die glücklicherweise nur sehr selten vorkommen, kann die Einlagerung von großen Mengen des anfangs aufgequollenen und später narbenartigen Bindegewebes hinter dem Augapfel dazu führen, dass der Sehnerv

Schweregrade der endokrinen Orbitopathie

Grad I	Zurückbleiben der Oberlider beim Blick nach unten, seltener Lidschlag
Grad II	Lidschwellung, Schwellung und Entzündung der Bindehaut, Augentränen, Lichtscheu
Grad III	Hervortreten der Augäpfel, Unfähigkeit, die Lider ganz zu schließen
Grad IV	Einschränkungen der Beweglichkeit der Augäpfel, Doppelbilder, unscharfes Sehen
Grad V	Hornhautentzündungen und -geschwüre
Grad VI	Minderung der Sehkraft, mehr oder weniger eingeschränktes Gesichtsfeld

abgedrückt wird und das Sehvermögen abnimmt. Da sich die hervorstehenden Augen nicht richtig schließen lassen, können Binde- und Hornhäute – vor allem nachts – austrocknen, zu Geschwüren führen und sich infizieren. Diese Veränderungen verursachen, wenn sie unter Narbenbildung abheilen, ebenfalls eine Verschlechterung der Sehkraft. Folgende Symptome sprechen für das Vorhandensein einer endokrinen Orbitopathie:

- Lichtempfindlichkeit
- Fremdkörper- oder Druckgefühl
- Augentränen
- Geschwollene Augenlider
- Verschwommenes Sehen
- Hervorstehende Augen
- Bindehautentzündung
- Doppelbilder
- Infektionen
- Entzündungen und Geschwüre der Hornhaut
- Eingeschränktes Gesichtsfeld

Die nebenstehenden Symptome können entweder einzeln, nahezu gleichzeitig oder auch in Folge nacheinander auftreten.

Das Myxödem

Während die Augensymptome bei 90 Prozent aller Menschen mit immunogener Schilddrüsenüberfunktion zu finden sind, kommt das Myxödem nur bei etwa vier Prozent dieser Patienten vor. Es entsteht aber auf ähnliche Weise wie die Augenveränderungen. Hier führt die Einwanderung von Abwehrzellen und die damit verbundene Stimulation von Bindegewebszellen zur Einlagerung von quellenden Stoffen in Haut, Unterhautfettgewebe und in den Muskeln.

Betroffen sind vor allem die Schienbeinvorderseiten, seltener Arme und Hände, Schultern und Gesicht. Durch die teigige Schwellung bekommt die Haut große Poren. Im Gegensatz zu Ödemen, die durch Einlagerung von Wasser bedingt sind, bleiben keine Dellen zurück, wenn man mit dem Finger die Schwellung eindrückt. Die Schwellungen treten so gut wie nie an den Fußrücken und oberhalb der Knie auf.

Bei einem angeborenen Myxödem ist die Schilddrüse ungenügend ausgebildet oder sie fehlt völlig.

Die wichtigsten Schilddrüsenerkrankungen

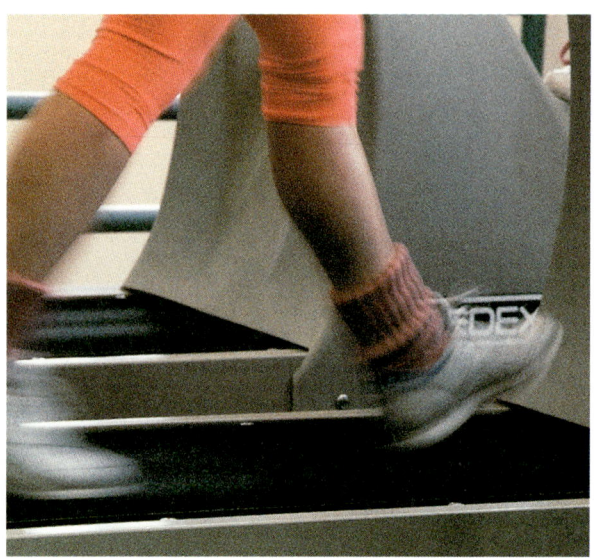

Besonderheit des Myxödems gegenüber anderen ödematosen Veränderungen ist, dass es nach Druck keine Dellen hinterlässt.

Die Akropachie

Noch viel, viel seltener ist die Akropachie, bei der die Ansammlung von quellenden Substanzen in der Knochenhaut an Händen und Fingern zu starken Schwellungen führt. Die Finger lassen sich dadurch nur noch schlecht bewegen und jede Bewegung bereitet Schmerzen. Wenn auch die zuletzt genannten Symptome – das Myxödem und die Akropachie – selten vorkommen, so führen sie doch zu starken Beeinträchtigungen des Wohlbefindens.

Laboruntersuchungen

Wenn einige dieser Symptome bei Ihnen den Verdacht auf eine Basedow-Krankheit wecken, sollten Sie unbedingt Ihren Arzt aufsuchen. Er wird Sie zunächst genau nach Ihren Beschwerden befragen und Sie dann körperlich untersuchen. Dabei wird er unter anderem die Schilddrüse abtasten, um deren ungefähre Größe abzuschätzen. Weiterhin wird er Ihre Augen genau betrachten und sich die Haut an Beinen und Armen anschauen.

Als nächstes folgt eine Blutuntersuchung, in der er den Spiegel der freien Schilddrüsenhormone T3, T4 und den TSH-Spiegel sowie Schilddrüsenantikörper bestimmt. Die Antikörper, welche die Wirkung des TSH imitieren, können auch im Blut als Schilddrüsen-Rezeptor-Antikörper (Thyreoidea-Rezeptor-Antikörper = TRAK) nachgewiesen werden. Sie sind bei 90 Prozent der Patienten mit immunogener Hyperthyreose zu finden. Zugleich sind oft auch die Antikörper gegen das Enzym Schilddrüsenperoxidase (TPO-AK) erhöht. Etwas seltener finden sich im Blut Antikörper gegen Thyreoglobulin (TAK), das Speichermolekül für die Hormone in der Schilddrüse.

Bei der Laboruntersuchung werden die freien Schilddrüsenhormone und das TSH gemessen. Gleichzeitig wird das Blut auf spezielle Antikörper untersucht.

Eindeutige Diagnose

Typische Laborbefunde bei der Basedow-Krankheit

T3		↑	fast immer
T4		↑	fast immer
TSH		↓	fast immer
TRAK	(Schilddrüsen-Rezeptor-Antikörper)	↑	in 90 %
TPO-AK	(Schilddrüsen-Peroxidase-Antikörper)	↑	in 60–80 %
TAK	(Thyreoglobulin-Antikörper)	↑	in 20–40 %

Da es sich bei der Basedow-Krankheit um eine spezielle Form der Schilddrüsenüberfunktion handelt, sind die freien Schilddrüsenhormone T3 und T4 im Blut fast immer erhöht.

Wenn der Arzt diese typischen Laborbefunde feststellt, dann steht die Diagnose einer immunogenen Hyperthyreose (bzw. einer Basedow-Krankheit) fest: erhöhte Werte für T3 und T4, erniedrigtes TSH und positive Schilddrüsen-Rezeptor-Antikörper sowie in 90 Prozent typische Augensymptome.

Untersuchung mit Ultraschall

Dennoch wird der Arzt noch eine Ultraschalluntersuchung der Schilddrüse durchführen, um ihre Größe genau zu bestimmen und zusätzliche Veränderungen, z. B. Knoten oder Zysten, nicht zu übersehen. Im klassischen Fall ist die Schilddrüse bei der Basedow-Krankheit diffus vergrößert und zeigt sich im Ultraschallbild dunkler als die normale Schilddrüse, oder echoärmer, wie der Fachausdruck lautet. Die Basedow-Schilddrüse ist häufig stark durchblutet, was der Arzt mithilfe einer so genannten Doppler-Untersuchung feststellen kann. Wenn alle diese Befunde eindeutig zur Diagnose der Basedow-Krankheit führen, ist eine Szintigraphie nicht unbedingt nötig. Sie muss aber durchgeführt werden, wenn im Ultraschallbild gleichzeitig Knoten zu sehen waren. Dies können in seltenen Fällen sogar einmal autonome Schilddrüsenbezirke sein, dann leidet der Betroffene gleichzeitig an einer Autonomie und der Basedow-Krankheit. Der Name dieses Phänomens ist Marine-Lenhart-Syndrom. Ebenfalls sehr selten kann ein solcher Knoten durch einen bösartigen Tumor ver-

Durch eine so genannte Doppler-Untersuchung wird festgestellt, ob die Schilddrüse stark durchblutet ist. Das weist auf die Basedow-Krankheit hin.

ursacht sein, der bei rechtzeitiger Behandlung sehr gute Heilungschancen hat. Deshalb ist manchmal auch bei der sonst klaren Diagnose einer immunogenen Hyperthyreose ein Szintigramm unumgänglich.

Zeigen sich die typischen Augensymptome der Basedow-Krankheit, ist eine Spezialuntersuchung beim Augenarzt sinnvoll.

Wenn Sie unter Augensymptomen leiden, wird der Hausarzt Sie auf jeden Fall zum Augenarzt überweisen, der mit speziellen Methoden den Grad der verschiedenen Symptome feststellt und dokumentiert. In manchen Fällen muss die Diagnostik noch durch weitere bildgebende Untersuchungen (Computertomographie oder Kernspintomographie) der Augenhöhle ergänzt werden.

Behandlung der Basedow-Krankheit

Die Behandlung der Basedow-Krankheit erfordert vom Arzt viel Erfahrung und Fingerspitzengefühl, insbesondere dann, wenn gleichzeitig Augensymptome bestehen. Am besten aufgehoben ist ein Basedow-Patient bei einem Spezialisten, einem so genannten Endokrinologen, der vor allem auf dem Gebiet der Schilddrüsenerkrankungen versiert ist. Dieser Spezialist und Ihr Hausarzt müssen dann sehr eng zusammenarbeiten, denn viele Routineuntersuchungen können Sie genauso gut und einfacher bei Ihrem Hausarzt durchführen lassen. Wichtige diagnostische und therapeutische Entscheidungen aber wird der Spezialist, eventuell zusammen mit anderen Fachärzten, treffen.

Liegen deutliche Anzeichen der Basedow-Krankheit vor, sollte die weitere Behandlung bei einem Facharzt für Endokrinologie erfolgen.

Bei der Basedow-Krankheit müssen zur gleichen Zeit sowohl die Schilddrüsenüberfunktion als auch die Augensymptome optimal behandelt werden.

Als Therapiemöglichkeiten der Basedow-Krankheit stehen – ähnlich wie bei der Schilddrüsenautonomie – Medikamente, die Radiojodtherapie und die Operation zur Verfügung.

Medikamente

Die immunogene Hyperthyreose bildet sich bei bis zu 50 Prozent der Patienten innerhalb eines Jahres von alleine wieder zurück. In diesem Zeitraum muss die Schilddrüsenüberfunktion mit ihren unangenehmen und teilweise gefährlichen Symptomen un-

bedingt behandelt werden. Die Schilddrüsenüberfunktion bei Basedow-Krankheit wird in Deutschland ein Jahr lang mit so genannten thyreostatischen Medikamenten behandelt, welche die Bildung von Schilddrüsenhormonen hemmen.
Dies reicht natürlich nicht aus, wenn ein großer Kropf zusätzlich Beschwerden wie Schluckstörungen und Atemnot verursacht. Dann sollte dieser Kropf frühzeitig durch einen operativen Eingriff entfernt werden.

Bei Komplikationen: Radiojodtherapie oder Operation

Auch wenn bei einem Patienten während der medikamentösen Behandlung der Schilddrüsenüberfunktion schwere Nebenwirkungen auftreten, muss die immunogene Hyperthyreose durch eine Radiojodtherapie oder eine Operation behandelt werden. In diesen Fällen wird die medikamentöse Behandlung nur so lange durchgeführt, bis eine normale Schilddrüsenfunktion erreicht ist. Danach sind Radiojodtherapie oder Operation ohne größeres Risiko möglich. Zur Hyperthyreose-Behandlung werden Thyreostatika verwendet. Sie hemmen die Hormonproduktion in der Schilddrüse. Da in der Schilddrüse nach Beginn der Behandlung noch eine gewisse Menge an gespeicherten Hormonen vorhanden ist, setzt die Wirkung erst nach einigen Tagen ein. Der Arzt beginnt die Behandlung mit einer relativ hohen Dosis und behält sie so lange bei, bis sich die Schilddrüsenfunktion nach vier bis sechs Wochen normalisiert hat. Dann reduziert er die Dosis so weit, dass die Spiegel der Schilddrüsenhormone im normalen Bereich und der TSH-Wert im unteren Normbereich liegen.

Um die Überfunktion einzudämmen, werden Thyreostatika eingesetzt, welche die Hormonproduktion in der Schilddrüse hemmen. Die zu Beginn der Behandlung relativ hoch angesetzte Dosis wird im weiteren Verlauf reduziert.

Dosierungen der thyreostatischen Therapie

Medikament	Anfangsdosis für 4–6 Wochen	Dauerdosis für ein Jahr
Thiamazol	10–30 mg / Tag	2,5–10 mg / Tag
Carbimazol	15–30 mg / Tag	5–15 mg / Tag
Propylthiouracil	150–200 mg / Tag	50–100 mg / Tag

Die Hormonwerte und das TSH müssen regelmäßig kontrolliert werden.

In dieser Zeit muss der Arzt die Schilddrüsenwerte sehr häufig kontrollieren. Er wird Sie alle zwei Wochen in seine Praxis zur Kontrolle der Hormonwerte und des TSH bestellen. Gleichzeitig wird er Sie nach Ihrem Wohlergehen befragen, Puls und Blutdruck sowie die Größe Ihrer Schilddrüse messen. Ganz wichtig ist auch, ob Sie die Behandlung vertragen, oder ob irgendwelche Nebenwirkungen aufgetreten sind.

Nebenwirkungen der Behandlung mit Thyreostatika

Nebenwirkungen der thyreostatischen Behandlung treten vor allem zu Beginn der Therapie auf und sind stark von der Dosis abhängig.

Eine seltene, aber sehr gefährliche Nebenwirkung ist eine Art allergische Reaktion des Knochenmarks auf die Medikamente. Dabei wird das Knochenmark in seiner Aufgabe gehemmt, die weißen und roten Blutzellen sowie die Blutplättchen herzustellen. In einigen Fällen kann nur eine dieser Funktionen ausfallen, in anderen ist die Produktion aller Blutzellen gestört. Am gefährlichsten ist jedoch, wenn die Bildung der weißen Blutzellen (Leukozyten) gehemmt oder stark vermindert ist. Dann nimmt die Zahl der im Blut befindlichen weißen Blutzellen in kurzer Zeit rasch ab. Diese Zellen werden für die Abwehr von Krankheitserregern gebraucht. Sind nicht genügend von ihnen im Blut vorhanden, haben Bakterien, Viren, Pilze und andere krankmachende Eindringlinge ein leichtes Spiel: Sie dringen ungehindert in den Körper ein, vermehren sich und rufen bei dem Betroffenen eine gefährliche Infektion hervor.

Als gelegentliche Nebenwirkung bei der Thyreostatika-Behandlung kann die Bildung der Blutzellen, insbesondere der Leukozyten, stark verändert sein. Während der Behandlung auftretende Halsschmerzen oder plötzliches Fieber können darauf hinweisen.

Leukopenie und andere Nebeneffekte

Auch wenn diese Nebenwirkung nur sehr selten auftritt, sollten Sie die Symptome einer solchen Minderung der weißen oder aller Blutzellen (Leukopenie/Agranulozytose) kennen: Diese Komplikation kündigt sich meist mit Halsschmerzen und Fieber an. Sie müssen, wenn Sie Thyreostatika einnehmen, also immer sofort einen Arzt aufsuchen, wenn Sie Halsweh und/oder Fieber

Weitere Nebenwirkungen

> **Keine übertriebene Angst!**
>
> Lehnen Sie aber nicht aus Angst vor solchen Nebenwirkungen von vornherein eine thyreostatische Therapie kategorisch ab. Wenn Sie die Symptome dieser schweren Nebenwirkung kennen und sofort ärztliche Hilfe holen, falls sie auftreten sollte, ist die Gefahr von Komplikationen nur sehr gering.

bekommen. Der Arzt wird dann sofort Ihr Blutbild untersuchen, um die Zahl der weißen Blutzellen festzustellen. Sollte er tatsächlich zu wenige weiße Blutkörperchen in Ihrem Blut finden, dann dürfen Sie die Medikamente keinesfalls weiter einnehmen.
Da auch die anderen Thyreostatika zur gleichen Klasse gehören, verbietet sich die Umstellung auf ein anderes Präparat. Stattdessen kann der Arzt nur die Symptome der Überfunktion mit einem Betablocker behandeln und mit speziellen Medikamenten die Neubildung von weißen Blutzellen im Knochenmark anregen. Gleichzeitig muss die baldige Radiojodtherapie bzw. Operation geplant werden, da es nun keine andere Möglichkeit mehr gibt, Sie von der Schilddrüsenüberfunktion dauerhaft zu befreien.

Zeigen sich allergische Hautreaktionen, muss das eingesetzte Medikament gegen ein anderes ausgetauscht werden. Dem Arzt stehen verschiedene Alternativen zur Verfügung.

Alternative Präparate

Neben diesen schweren gibt es natürlich auch noch eine Reihe leichterer Nebenwirkungen. Am häufigsten zwingen Juckreiz, Nesselsucht oder ein allergischer Hautausschlag dazu, das eingesetzte Medikament durch ein anderes Mittel zu ersetzen. Weiterhin können die Leberwerte ansteigen sowie Muskel- und Gelenkschmerzen, Geschmacks- und Geruchsstörungen, Magen-Darm-Beschwerden, Kopfschmerzen und Haarausfall auftreten. Auch in diesen Fällen können Sie auf ein anderes Präparat ausweichen.
Im Allgemeinen werden die beiden Wirkstoffe Thiamazol und Carbimazol, die sich sehr ähnlich sind, zuerst eingesetzt, da sie nur einmal täglich eingenommen werden müssen. Sie können bei

Die wichtigsten Schilddrüsenerkrankungen

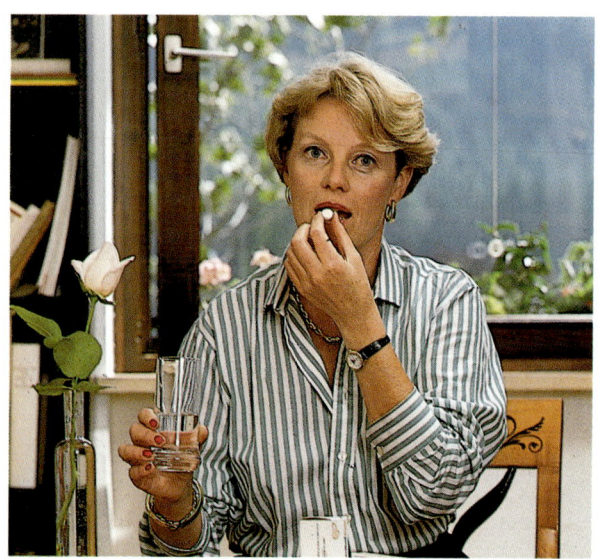

Treten während der Behandlung mit Thyreostatika Beschwerden irgendwelcher Art auf, informieren Sie bitte sofort Ihren Arzt.

Nebenwirkungen aufgrund ihrer stofflichen Ähnlichkeit nicht gegeneinander ausgetauscht werden. Stattdessen wird dann das Präparat Propylthiouracil eingesetzt, das Sie dreimal täglich einnehmen müssen.

Regelmäßige und konsequente Einnahme

Sie sollten bedenken, dass die Behandlung nur dann sinnvoll ist, wenn Sie die Medikamente regelmäßig und konsequent einnehmen. Das ist besonders bei den Mitteln, die mehrmals am Tag geschluckt werden müssen, nicht immer einfach. Auch die vielen Kontrolltermine beim Arzt können lästig werden, wenn Sie z. B. viel auf Reisen sind. Sollten Sie aufgrund einer unregelmäßigen Lebensweise diese Voraussetzungen nur schwer erfüllen können, mag es vernünftiger sein, dass Sie sich früher als erst nach einem Jahr zur Radiojodtherapie oder Operation entscheiden. Sprechen Sie auf jeden Fall offen mit Ihrem Arzt darüber, wenn Sie die medikamentöse Behandlung nicht oder nur mit großer Mühe durchführen können.

Bei der Dosierung der Thyreostatika wird der Arzt immer darauf achten, dass durch zu hohe Dosen nicht eine Unterfunktion der Schilddrüse hervorgerufen wird. Deshalb ist eine regelmäßige Kontrolle besonders wichtig.

Thyreostatika allein oder zusammen mit Hormonen?

Die Behandlung mit Thyreostatika muss anfangs alle zwei Wochen und später alle zwei bis drei Monate durch eine Blutuntersuchung überprüft werden. Schließlich soll die Überfunktion ausreichend behandelt werden. Andererseits muss der Arzt darauf achten, dass die Medikamente keine künstliche Unterfunktion hervorrufen. Denn jede Unterfunktion kann dazu führen, dass die Augensymptome schlimmer werden und der Kropf sich vergrößert. Aus diesem Grund kombinieren viele Ärzte die Thyreostatika mit dem Schilddrüsenhormon Thyroxin. Sie geben nur die Menge Thyroxin, die unbedingt nötig ist, um einer Unterfunktion vorzubeugen. Da von außen immer genügend Hormone zugeführt werden, kann die Blockade der Hormonproduktion in der Schilddrüse auch bei einer leichten Überdosierung der Thyreostatika keine Unterfunktion auslösen. Gleichzeitig wird die Überfunktion durch die Thyreostatika normalisiert. Menschen, die mit dieser Kombinationstherapie behandelt werden, müssen nicht so oft zur Blutuntersuchung gehen, denn die Gefahr einer Überdosierung der Thyreostatika ist weitaus geringer.

Symptomatische Behandlung
Bilden sich die Symptome der Schilddrüsenüberfunktion unter der Behandlung mit Thyreostatika nur langsam oder nicht in ausreichendem Maße zurück, können sie zusätzlich mit einem Beta-Rezeptoren-Blocker behandelt werden. Dieses Mittel dämpft die Übererregung und Unruhe von Körper und Seele, die durch die Überschwemmung mit Schilddrüsenhormonen entstehen. Besonders geeignet ist das Präparat Propranolol, das dreimal täglich eingenommen wird. Die Dosis dieses Mittels wählt der Arzt nach dem Pulsschlag, der auf 80 bis 90 Schläge pro Minute gesenkt werden soll. Natürlich muss das Mittel sofort wieder abgesetzt werden, wenn keine Überfunktion mehr besteht. Wie die meisten anderen Medikamente haben auch Betablocker Nebenwirkungen. Sie dürfen diese Mittel z. B. nicht nehmen, wenn Sie unter Asthma leiden oder eine ausgeprägte Herzschwäche haben.

In aller Regel erstreckt sich die Behandlung mit Thyreostatika über den Zeitraum eines Jahres. Wenn dann eine Heilung nicht eingetreten ist, ist eine Radiojodtherapie bzw. ein operativer Eingriff erforderlich.

Was passiert nach der medikamentösen Behandlung?
Wenn Sie ein Jahr lang mit Thyreostatika behandelt wurden, wird der Arzt diese Medikamente absetzten und bald darauf kontrollieren, ob die Behandlung zu einem dauerhaften Erfolg geführt hat. Wenn die Schilddrüsenhormone auch ohne Behandlung weiterhin im Normbereich liegen, kann es sein, dass Sie zu den glücklichen Patienten gehören, bei denen die Basedow-Krankheit ausgeheilt ist. Allerdings haben Sie die erbliche Veranlagung zu dieser Krankheit nicht verloren. Es ist daher immer möglich, dass die Er-

krankung eines Tages wieder aufflackert. Um dies zu verhindern, sollten Sie ein gesundes Leben führen und in jährlichen Abständen Ihre Hormonspiegel im Blut kontrollieren lassen. Außerdem ist Ihnen inzwischen sicherlich vertraut, welche Beschwerden eine Schilddrüsenüberfunktion hervorruft. Nehmen Sie derartige Symptome ernst und gehen Sie sofort zum Arzt, wenn sie wieder auftauchen.

Gehören Sie zu den Patienten, bei denen die thyreostatische Behandlung nur so lange eine normale Schilddrüsenfunktion bewirkt hat, während Sie die Medikamente eingenommen haben, und die Hormone nach Absetzen dieser Mittel sofort wieder ansteigen, dann muss die immunogene Hyperthyreose jetzt mithilfe einer Radiojodtherapie oder Operation behandelt werden.

Radiojodtherapie

Die Radiojodtherapie ist angezeigt, wenn die Schilddrüse nicht zu stark vergrößert ist und keine Knoten gebildet hat.

Diese Behandlung wird immer dann bevorzugt eingesetzt, wenn Ihre Schilddrüse nicht stark vergrößert ist, keine Knoten enthält, Sie nicht unter Augensymptomen leiden und auch sonst keine Gründe gegen diese Therapie sprechen. Da sich in den vielen Jahren, in denen man mit dieser Methode Erfahrung gewonnen hat, keine wesentlichen Komplikationen und Gefahren gezeigt haben, werden inzwischen auch jüngere Menschen auf diese Weise behandelt. Schwangere und stillende Frauen sowie Frauen mit Kinderwunsch im folgenden Jahr sollten sich jedoch für die Operation entscheiden. Da sich in einigen Fällen mit begleitenden Augensymptomen diese Beschwerden nach der Radiojodtherapie verschlechtert haben, gibt man bei Patienten mit Augensymptomen der Operation den Vorzug, oder man führt die Radiojodtherapie unter gleichzeitiger Kortisonbehandlung durch (→ Seite 133). Vor der Radiojodtherapie wird die Schilddrüsenüberfunktion zunächst durch eine medikamentöse Behandlung mit Thyreostatika normalisiert. Da die Wirkung der Radiojodtherapie nur langsam einsetzt, müssen Sie die Thyreostatika so lange weiter einnehmen, bis der Arzt eine normale Schilddrüsenfunktion feststellt.

Die Dosis der Radiojodtherapie wird so hoch gewählt, dass die Überfunktion nach der Behandlung in 95 Prozent der Fälle verschwunden ist. Durch die Zerstörung größerer Anteile der Schilddrüse kommt es in der Folge häufig zu einer Schilddrüsenunterfunktion. Diese Nebenwirkung der Radiojodtherapie wird aber in Kauf genommen, da sie durch die Gabe von Schilddrüsenhormonen relativ einfach zu behandeln ist. Die Schilddrüsenunterfunktion setzt oft erst längere Zeit nach der Radiojodtherapie ein. Deshalb ist es wichtig, die Schilddrüsenfunktion durch Bestimmung der Hormonspiegel im Blut nach vier Wochen, drei Monaten und später jährlich zu bestimmen. Drei Monate nach der Behandlung kontrolliert der Arzt nicht nur die Blutwerte, sondern überprüft den Therapieerfolg auch mithilfe von Sonographie und Szintigraphie.

Wird durch die Anwendung der Radiojodmethode eine Unterfunktion der Schilddrüse ausgelöst, kann diese sehr gut durch die Einnahme von Hormonpräparaten ausgeglichen werden.

Operation

Wenn Sie unter einer Basedow-Krankheit mit großem und eventuell knotigem Kropf sowie unter Augensymptomen leiden, wird der Arzt Ihnen eher zur Operation als zur Radiojodtherapie raten. Sollte eine stark vergrößerte Schilddrüse bereits zu Beschwerden wie Schluckstörungen oder Atemnot geführt haben, ist die Operation die beste Therapiemethode.

Vor der Operation muss die Schilddrüsenüberfunktion durch Vorbehandlung mit Thyreostatika normalisiert werden. Der Erfolg der Operation, nämlich die Beseitigung der Schilddrüsenüberfunktion, liegt mit 95 Prozent genauso hoch wie bei der Radiojodtherapie. Bei der Operation entfernt der Chirurg fast die ganze Schilddrüse und lässt nur einen Rest von drei bis fünf Millilitern zurück. Dieser kleine Schilddrüsenrest ist in den meisten Fällen nicht mehr in der Lage, genügend Hormone zu produzieren. Ähnlich wie bei der Radiojodtherapie ist dies aber keine Komplikation, sondern ein erwünschter Effekt der Operation. Denn die Unterfunktion, die bei 80 bis 90 Prozent der operierten Patienten eintritt, kann durch die Gabe von Levothyroxin einfach und gefahrlos behandelt werden.

Bei der Operation wird ein winziger Rest der Schilddrüse im Körper belassen, damit der Organismus einen Teil der Hormone noch selbst herstellen kann.

Die wichtigsten Schilddrüsenerkrankungen

Eine gesunde Lebensweise – ausgewogene Ernährung, der vernünftige Wechsel von Anspannung und Entspannung – ist der beste Schutz vor dem Ausbruch der Krankheit und bewahrt auch vor einer Verschlimmerung bereits eingetretener Beschwerden.

Mit echten Komplikationen, wie z. B. der Lähmung der Stimmbandnerven, die eine dauerhafte Heiserkeit verursacht, und der versehentlichen Entfernung der Nebenschilddrüsen, die zu Muskelkrämpfen und Missempfindungen führt, muss man bei ein bis drei Prozent der Eingriffe rechnen. Bei großen Kröpfen und bei Zweitoperationen ist die Komplikationsrate etwas höher.

Zusätzliche Maßnahmen, natürliche Heilmethoden und Hausmittel

In noch stärkerem Maße als für Patienten mit einer Schilddrüsenautonomie gilt für Basedow-Kranke, dass sie ein gesundes Leben führen, sich ausgewogen und vitaminreich ernähren und für einen stressarmen Alltag sorgen sollten. Da vermutlich Stress und Überlastung, aber auch (Virus-)Infekte die Basedow-Krankheit auslösen können, bietet eine gesunde Lebensführung einen besseren Schutz vor der Krankheit als viele andere Maßnahmen.

Folgende Ratschläge können Ihnen dabei helfen, sich vor der Basedow-Krankheit zu schützen:

- Verzichten Sie unbedingt auf das Rauchen, gewöhnen Sie sich dieses Laster rasch ab, da es bekanntermaßen die Augensymptome verschlechtert.

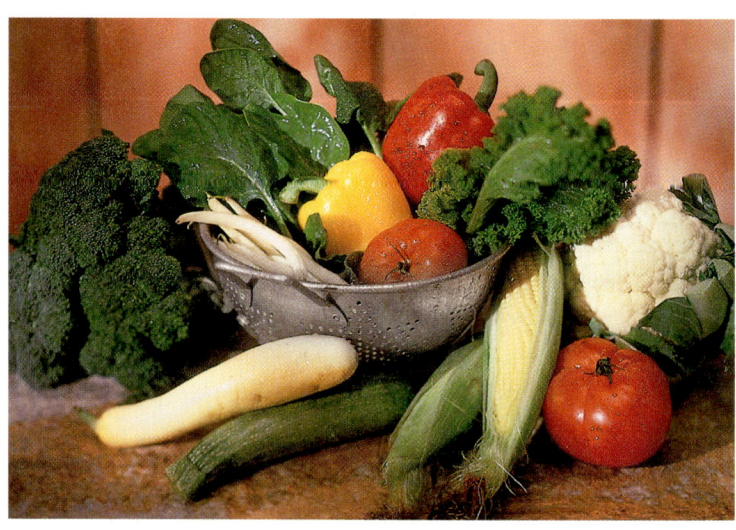

Viel frisches Obst und Gemüse sind Bestandteil einer gesunden Ernährung. Am meisten Nährstoffe enthalten ungekochte, als Rohkost zubereitete Gemüsesorten.

Keine echte Heilungschance

- Genießen Sie Alkohol und Kaffee in Maßen.
- Bevorzugen Sie frische, vitaminreiche Lebensmittel und achten Sie auf einen abwechslungsreichen Speiseplan. So können Sie Ihren Körper mit allen Vitamin-, Mineral- und Vitalstoffen ausreichend versorgen.
- Schlafen Sie lange genug, und legen Sie immer wieder Pausen ein, vor allem in Situationen, in denen Sie beruflich oder privat stark gefordert sind.
- Kräftigen Sie Ihr Abwehrsystem mit Kneipp'schen Wasserbehandlungen und regelmäßigen Saunagängen, damit Sie vor Infektionen gefeit sind.
- Treiben Sie ein wenig Sport, um Ihr Immunsystem zu stärken und Stress abzubauen.
- Genießen Sie die sonnigen Seiten des Lebens, und gönnen Sie sich immer wieder etwas besonders Schönes. Auch das seelische Wohlbefinden trägt dazu bei, dass Ihr Abwehrsystem einwandfrei funktioniert.

Zur Vorbeugung

Ob Sie bereits an einer immunogenen Hyperthyreose leiden oder ob Sie den (erneuten) Ausbruch dieser Form der Schilddrüsenüberfunktion vermeiden wollen: Leben Sie gesund und gewinnen Sie dem Leben seine positiven Seiten ab. Damit stärken Sie Ihr Immunsystem.

Allgemeine Behandlungsmaßnahmen

Da nicht genau bekannt ist, wodurch die Augensymptome bei der Basedow-Krankheit verursacht werden, kann man die Ursache auch nicht behandeln. Insgesamt sind die zur Verfügung stehenden Maßnahmen zwar alle mehr oder weniger wirksam, aber keine ist in der Lage, die Augenveränderungen wirklich vollständig auszuheilen. Die Behandlungsmaßnahmen führen bei 30 Prozent der Betroffenen zu einer Besserung der Beschwerden, bei 60 Prozent bewirken sie keine Veränderung, und bei zehn Prozent kommt es trotz aller therapeutischer Bemühungen sogar zu einer

Die Stärkung des Immunsystems durch Abhärtung, Sauna, sportliche Aktivitäten und gesunde Ernährung verbessert nicht nur das Wohlbefinden – es bewahrt auch vor gefährlichen Erkrankungen.

Die wichtigsten Schilddrüsenerkrankungen

> ### Leichte Augensymptome
>
> Auch wenn Sie bisher nur unter leichten Augensymptomen der Basedow-Krankheit leiden, müssen Sie sich regelmäßig vom Augenarzt untersuchen lassen. Denn selbst wenn man die Überfunktion gut im Griff hat, kann es in den nächsten Jahren immer noch zu einer Verschlechterung der Augensymptome kommen. Deshalb sollten Sie weiterhin alle sechs Monate einen Kontrolltermin mit Ihrem Augenarzt vereinbaren.

Um die Augenbeschwerden zu lindern, ist es wichtig, die Schilddrüsenfunktion zu normalisieren.

Verschlechterung. Diese Zahlen dürfen Sie jedoch keinesfalls entmutigen und dazu veranlassen, jede Behandlung von vornherein als sinnlos abzulehnen. Vielmehr sollen Sie aktiv daran mitarbeiten, die endokrine Orbitopathie so früh wie möglich zu bekämpfen. Die Erfahrung hat gezeigt, dass die Behandlung – soweit sie in einem frühen Stadium begonnen wird – relativ hohe Erfolge verzeichnen kann.

Eine der wichtigsten Therapiemaßnahmen bei Augensymptomen ist die Behandlung der Schilddrüsenüberfunktion mit Medikamenten, einer Operation oder der Radiojodtherapie. Die Herstellung einer normalen Schilddrüsenfunktion trägt wesentlich zu einer Besserung der Augenbeschwerden bei. Dabei darf es jedoch nicht zu einer Schilddrüsenunterfunktion kommen, denn sowohl Über- als auch Unterfunktion vermögen die Augensymptome zu verschlimmern. Nur unter ärztlicher Kontrolle ist es möglich, die Schilddrüse exakt einzustellen.

Behandlungsmethoden für jedes Stadium

Auch eine Schwimmbrille kann helfen, während des Schlafes die Augen vor dem Austrocknen zu schützen.

In allen Stadien (→ Kasten auf Seite 118) sind so genannte Allgemeinmaßnahmen hilfreich, um die Augenbeschwerden wenigstens zu lindern.

Brille als Schutz Tragen Sie bei Sonnenschein oder grellem, stark streuendem Licht eine getönte Brille, die auch einen seitlichen Schutz vor Strahlen und Wind bietet.

Augentropfen und -salbe Durch den seltenen Lidschlag wird der vordere Teil des Auges nicht ausreichend mit Tränenflüssigkeit benetzt. In der Folge trocknen Binde- und Hornhaut leicht aus, es kommt zur Entzündung. Schlimmstenfalls entstehen Geschwüre, die, wenn sie narbig verheilen, die Sehkraft empfindlich verschlechtern. Benutzen Sie deshalb bei trockenen Augen Augentropfen, die der normalen Tränenflüssigkeit nachgebildet sind (»künstliche Tränen«), und wenden Sie vor allem nachts eine Augensalbe an. Wenn Ihre Lider nicht mehr ganz schließen, sollten Sie die Augen während des Schlafes mit einem feuchten Verband vor Austrocknung und Entzündungen bewahren.

Richtiges Schlafen Schlafen Sie mir erhöhtem Kopf, dann schwellen nachts die Augenlider nicht so stark an. Benutzen Sie zwei statt einem Kopfkissen, stellen Sie das Kopfende Ihres Bettes höher oder legen Sie einen Keil unter Ihr Kopfkissen. In Sanitätshäusern finden Sie entsprechend zugeschnittene Kissen.

Behandlung mit Kortison

In manchen Fällen schreiten die Augensymptome trotz Normalisierung der Schilddrüsenfunktion und trotz Allgemeinmaßnahmen weiter voran. Hier kann eine Behandlung mit Kortisonpräparaten helfen.

Die im Volksmund vereinfacht als Kortison bezeichneten Glukokortikoide sind Hormone, die von der Nebenniere gebildet werden und im Körper eine ganze Reihe wichtiger Funktionen innehaben. Sie beeinflussen den Stoffwechsel von Fetten, Eiweißen und Kohlehydraten, nehmen Einfluss auf verschiedene Bereiche des Immunsystems, wirken Entzündungen entgegen, fördern viele Leistungen des zentralen Nervensystems und regulieren eine Vielzahl von Organfunktionen.

Vor allem die Fähigkeit der Glukokortikoide Entzündungen zu hemmen, die nicht durch Krankheitserreger bedingt sind, wird in der Medizin häufig genutzt. Zu diesem therapeutischen Zweck setzen die Ärzte weitaus größere Mengen an Hormonen ein, als die Nebennieren tagtäglich ins Blut abgeben. Das ist der Grund,

Beim überlegten Einsatz von Kortison überwiegen die Heilwirkungen bei weitem die unerwünschten Nebenwirkungen. Sie können davon ausgehen, dass die Behandlung nur so lange wie unbedingt nötig erfolgt und die Dosis vom Arzt genau überwacht wird.

Die wichtigsten Schilddrüsenerkrankungen

warum eine längerfristige Behandlung mit hoch dosierten Glukokortikoiden so viele unangenehme und bisweilen gefährliche Nebenwirkungen haben kann.

Die Ärzte verabreichen Glukokortikoide deshalb nur so lang, wie unbedingt nötig und reduzieren die Dosis jede Woche um einige Milligramm. Außerdem wird eine solche Behandlung grundsätzlich nur durchgeführt, wenn deren Nutzen weit höher ist als die Nebenwirkungen.

Unerwünschte Wirkungen von Kortison

Wenn Ihr Arzt Ihnen eine solche Behandlung vorschlägt, wird er Sie sicher über diese unerwünschten Wirkungen aufklären, Ihnen aber erläutern, warum Sie von dieser Behandlung dennoch stark profitieren werden. Sie sollten offen mit Ihrem Arzt über Ihre Ängste bezüglich einer Kortisontherapie sprechen und darauf drängen, dass alle Ihre Fragen beantwortet werden. Zusammen mit dem Arzt finden Sie sicher einen Weg, die bestmögliche Behandlung mit der geringsten Belastung auszuwählen.

Die Idee, die bei der endokrinen Orbitopathie hinter der Behandlung der Augensymptome mit Glukokortikoiden steht, ist

Die aufgeführten Nebenwirkungen sind nur bei einer lange dauernden Behandlung mit Kortison zu befürchten. Sie treten überdies – wenn überhaupt – sehr selten gleichzeitig und vor allem nicht bei jedem Patienten auf.

Nebenwirkungen einer Kortisontherapie

Zu Ihrer Information finden Sie hier die wichtigsten Nebenwirkungen einer längerfristigen Kortisontherapie aufgelistet. Sie treten im Normalfall nicht immer gleichzeitig und nicht zwangsläufig bei jedem Menschen auf:

- Wassereinlagerungen
- Gewichtszunahme
- Verschlechterung einer Zuckerkrankheit
- Bluthochdruck
- Muskelabbau
- Verdünnung der Haut
- Knochenschwund (Osteoporose)
- Muskelschmerzen
- Psychische Störungen
- Thromboseneigung
- Neigung zu blauen Flecken
- Grüner und grauer Star
- Erhöhtes Infektionsrisiko
- Schlechte Wundheilung

die Hemmung der Entzündung in den verschiedenen Bereichen des Auges. Tatsächlich bilden sich viele Symptome unter der Behandlung rasch zurück. Besonders rasch sprechen die Schwellungen der Augenlider darauf an. Weniger gut lässt sich dagegen das Hervortreten der Augäpfel und die Verdickungen der Augenmuskeln beeinflussen, die für das Sehen von Doppelbildern verantwortlich sind.

Infusionsbehandlung

Die Behandlung mit Glukokortikoiden in Tablettenform in mittlerer Dosierung wird bei den leichten bis mittelschweren Graden der Krankheit eingesetzt (Grad II bis Grad IV). In weit fortgeschrittenen Stadien (Grad V und VI), in denen der Sehnerv geschädigt und damit das Sehvermögen akut bedroht ist, werden wenige Tage lang sehr hohe Dosen in Form von Infusionen direkt in die Vene gegeben. Führt auch diese Behandlung nicht zur Besserung, muss zur Rettung des Sehvermögens eine Operation durchgeführt werden.

Die Bestrahlung

Auch die Bestrahlung der Region hinter den Augäpfeln hat das Ziel, die an der Entzündung beteiligten Abwehrzellen zu schädigen. Gleichzeitig sollen die Bindegewebszellen, welche die quellenden Substanzen herstellen, in ihrem fatalen Arbeitseifer gebremst werden. Die Bestrahlung ist nur dann wirksam, wenn sie im akuten Stadium eingesetzt wird. Hat die Entzündung bereits zu Vernarbungen geführt, können Strahlen nicht mehr viel bewirken. Bei dieser Behandlung werden nur die verdickten Augenmuskeln und das durch die eingelagerten Stoffe aufgequollene Fettgewebe hinter den Augäpfeln bestrahlt. Netzhaut und Hornhaut liegen außerhalb des Bestrahlungsfeldes.
Nach der Behandlung schwellen zuweilen die Augenlider weiter an, diese Nebenwirkung bildet sich aber nach kurzer Zeit wieder zurück. Weitere Komplikationen, die in direktem Zusammenhang mit der Bestrahlung stehen, sind äußerst selten.

Die Bestrahlung ist nur dann hilfreich, wenn sie rechtzeitig, d. h. im akuten Stadium angewandt wird.

Die wichtigsten Schilddrüsenerkrankungen

An die Operation der Basedow-Krankheit schließt sich die lebenslange medikamentöse Behandlung mit Hormonen an.

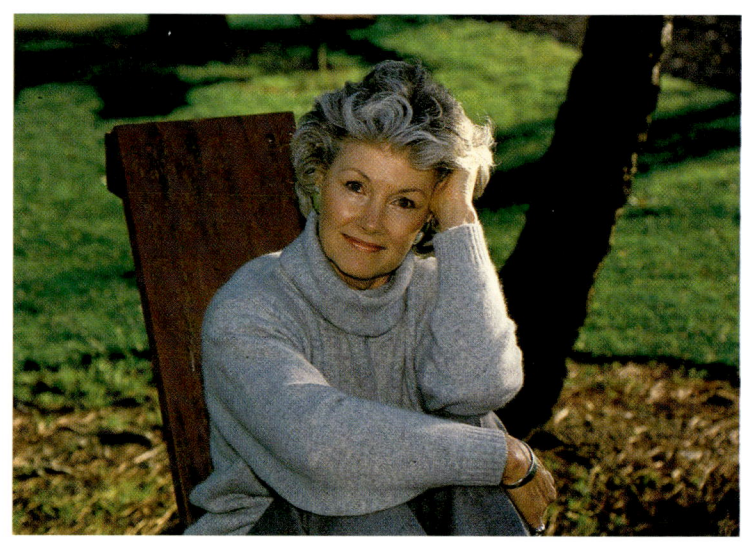

Sind bereits Vernarbungen eingetreten, kann die Strahlenbehandlung nicht mehr viel ausrichten.

Die Bestrahlung wird allein oder zusammen mit der Kortisontherapie bei Doppelbildern durch Befall der Augenmuskeln und eventuell schon bei alleinigem Hervortreten der Augäpfel eingesetzt (Grad III und IV). In schweren Stadien ist in der Regel die Operation sinnvoller.

Operative Eingriffe

Die größte Gefahr bei der endokrinen Orbitopathie besteht darin, dass das Sehvermögen durch Schädigung der Hornhaut oder des Sehnervs gemindert wird oder ganz verloren geht. Wird der Sehnerv durch die zunehmende Einlagerung von quellenden Substanzen in den Raum hinter den Augäpfeln gequetscht, dann ist es höchste Zeit, dieses Gewebe zu entfernen oder ihm durch spezielle Operationstechniken Platz zum Ausweichen einzuräumen. Auch wenn die Lider über den nach vorne gedrängten Augäpfeln nicht mehr schließen können, ist ein Eingriff sinnvoll. Bei Doppelbildern kann eine operative Korrektur der Verdickungen an den Augenmuskeln hilfreich sein. Im chronisch vernarbten Stadium lassen sich die im Verhältnis zu den herausgetretenen Augäpfeln zu kurzen Augenlider kosmetisch verlängern.

Fachbegriffe von A bis Z

Adenom Gutartige Wucherung von Drüsengewebe

Anamnese Krankheitsgeschichte

Angina pectoris Brustenge, typisches Symptom bei → Koronarer Herzkrankheit, dabei tritt besonders während körperlicher und seelischer Belastung ein Druck- oder Engegefühl hinter dem Brustbein auf, das in den Unterkiefer, die Arme und den Rücken ausstrahlen kann

Antibiotika Mittel zur Behandlung von bakteriellen Infekten, wie z. B. einer akuten eitrigen Schilddrüsenentzündung

Autoantikörper Abwehrstoffe des Immunsystems, die sich nicht gegen Eindringlinge von außen richten, sondern gegen Bestandteile des eigenen Körpers

Autonomes Adenom Heute: unifokale Autonomie, umschriebener Schilddrüsenbereich, der ohne Kontrolle durch die übergeordneten Zentren Schilddrüsenhormone produziert

Autoimmunkrankheit Erkrankung, die durch eine Fehlfunktion des Abwehrsystems bedingt ist. Dabei greift das Immunsystem körpereigenes Gewebe an und führt zu chronischen Entzündungen

Cholesterin Eines der im Blut transportierten Fette, Baustein verschiedener Hormone, das bei Erhöhung über den Normbereich ein Risikofaktor für die koronare Herzkrankheit ist

Diagnostik Zusammenfassung für alle Verfahren, die dazu dienen, die Ursache einer Gesundheitsstörung zu erkennen

Endokrin Das Hormonsystem betreffend

Enzyme Stoffe, die chemische Reaktionen im Körper beschleunigen

Euthyreose Normale Schilddrüsenfunktion

Exophthalmus Hervortreten der Augäpfel

Follikel Schilddrüsenläppchen, an dessen Rand die Schilddrüsenzellen liegen und in dessen Mitte sich das Kolloid befindet, in dem die Schilddrüsenhormone gespeichert werden

Auch bei Vorliegen einer Schilddrüsenerkrankung wie dem Kropf kann die Schilddrüse manchmal eine normale Menge an Schilddrüsenhormonen herstellen.

Halbwertzeit Bezeichnet die Zeit, in der eine bestimmte Menge an Radioaktivität durch natürliche Kernumwandlungen auf die Hälfte abgefallen ist

Heißer Knoten Schilddrüsenknoten, der im → Szintigramm stärker als das umgebende Gewebe den für diese Untersuchung verabreichten radioaktiven Stoff speichert

Hyperthyreose Überschwemmung des Körpers mit zu vielen Schilddrüsenhormonen

Hypothyreose Schilddrüsenunterfunktion, unzureichende Versorgung des Körpers mit Schilddrüsenhormonen

Kalter Knoten Schilddrüsenknoten, der im Szintigramm die verabreichte radioaktive Substanz entweder sehr gering oder gar nicht speichert

Kernspintomographie Die Kernspintomographie benutzt zur Darstellung von Geweben im Innern des Körpers ein Magnetfeld und keine Röntgenstrahlen, weshalb der Körper keiner Strahlenbelastung ausgesetzt ist.

Kolloide bestehen unter anderem aus dem Eiweiß Thyreoglobulin. Sie dienen als Speicher für Schilddrüsenhormone.

Kolloid Gelartige Substanz, in der Schilddrüse das Innere der Schilddrüsenläppchen (→ Follikel), in dem die Schilddrüsenhormone gespeichert werden

Koma Bewusstseinsverlust, schwerste Form der Bewusstseinsstörung, bei der ein Mensch durch äußere Reize nicht mehr zu erwecken ist

Koronare Herzkrankheit Verengung der Herzkranzgefäße

latent Verborgen, ohne Symptome verlaufend

Levothyroxin Künstlich hergestelltes Schilddrüsenhormon, das zur Behandlung der Schilddrüsenunterfunktion und des Kropfes eingesetzt wird

manifest Offenkundig, erkennbar, mit Symptomen einhergehend

Myxödem Einlagerung von quellenden Stoffen in Haut, Unterhaut und Muskeln besonders im Bereich der vorderen Schienbeine, kommt bei etwa vier Prozent der Patienten mit Basedow'scher Krankheit vor

Nuklearmedizin Gebiet der Medizin, das radioaktive Stoffe zur Diagnostik und Behandlung von Krankheiten einsetzt

Ödem Wassereinlagerung ins Gewebe, bei mobilen Menschen meist im Knöchel- und Unterschenkelbereich, bei bettlägerigen Kranken oft am Rücken und am Gesäß
Orbita Augenhöhle
Orbitopathie Erkrankung der Augenhöhle

Punktion Einstich mit einer Hohlnadel in ein Blutgefäß, einen Körperhohlraum oder ein Organ

Rezidivprophylaxe Vorbeugende Maßnahme, die verhindern soll, daß eine erfolgreich behandelte Krankheit wieder auftritt

Die Art der Untersuchung, die der Arzt durch Abtasten der Schilddrüse vornimmt, nennt man auch Palpation.

Struma Kropf, Schilddrüsenvergrößerung über ein Volumen von 18 ml bei der Frau und 25 ml beim Mann
Schilddrüsenautonomie Unabhängigkeit der Schilddrüse bzw. verschiedener Schilddrüsenanteile von der Kontrolle durch die Hirnanhangsdrüse und den Hypothalamus
Symptom Krankheitszeichen
Szintigraphie Darstellung bzw. Untersuchung eines Organs oder Gewebes mithilfe von radioaktiven Stoffen

T3 Trijodthyronin, biologisch aktiveres der beiden Schilddrüsenhormone, das drei Jodatome enthält und eine → Halbwertzeit von sieben Stunden hat
T4 Tetrajodthyronin, biologisch weniger aktives der beiden Schilddrüsenhormone, das vier Jodatome enthält und eine Halbwertzeit von sieben Tagen hat. Aus T4 stellen sich die Gewebe selbst die Menge an biologisch aktivem T3 her, die sie zu verschiedenen Zeiten benötigen
TAK Antikörper gegen Thyreoglobulin, ist bei etwa 70 Prozent der Patienten mit Hashimoto-Thyreoiditis erhöht
(anti-)TPO-AK Antikörper gegen das Enzym Schilddrüsenperoxidase, ist bei etwa 90 Prozent der Patienten mit Hashimoto-Thyreoiditis und bei ca. 70 Prozent der Patienten mit Basedow'scher Erkrankung erhöht; frühere Bezeichnung: MAK = mikrosomale Antikörper
TRAK TSH-Rezeptor-Antikörper, ist bei etwa 80 Prozent der Patienten mit Basedow'scher Erkrankung erhöht

T3 und T4 nennt man die beiden Schilddrüsenhormone. Was sie im Körper bewirken, können Sie auf den Seiten 14 bis 17 nachlesen.

Die operative Entfernung der Schilddrüse nennt man Thyreoidektonie.

Thyreoglobulin Eiweißmolekül, das im inneren der Schilddrüsen-Follikel die Schilddrüsenhormone T3 und T4 speichert

Thyreoidea Schilddrüse

Thyreoiditis Schilddrüsen-Entzündung

Thyreozyten Schilddrüsenzellen, welche die Hormone T3 und T4 herstellen

Thyroxin Das langlebigere und biologisch weniger aktive der beiden Schilddrüsenhormone. Synthetisch hergestelltes Thyroxin wird zur Behandlung des Kropfes und der Schilddrüsenunterfunktion eingesetzt

Tremor Zittern

TRH Thyreotropin-Releasing-Hormon, Hormon des Hypothalamus, das die Freisetzung von TSH (Thyreotropin) stimuliert

TSH Thyreroidea stimulierendes Hormon (Thyreotropin) der Hirnanhangsdrüse, reguliert die Produktion und Ausschüttung von Schilddrüsenhormonen ins Blut, indem es sich an der Höhe dieser Hormone im Blut orientiert

Zyste Krankhafter, mit Flüssigkeit gefüllter Hohlraum in einem Organ oder Gewebe

Adressen

Forum Schilddrüse e.V.
Heimhuder Str. 70
20148 Hamburg
Tel.: 0 40/41 70 95

Schilddrüseninformationsdienst
Bolongarostr. 82
65929 Frankfurt / Main
Tel.: 0 69/31 40 53 24 (Dienstag und Freitag 13 bis 16 Uhr)

Schilddrüsen-Liga Deutschland e.V.
Evangelisches Krankenhaus Bad Godesberg
Waldstr. 73
53177 Bonn
Tel.: 02 28/3 86 90 60

Über dieses Buch

Die Autorin

Dr. med. Gabi Hoffbauer ist Fachärztin für Innere Medizin. Als Spezialistin für Herz-Kreislauf-Erkrankungen, Ganzheits- und Präventivmedizin ist sie Mitarbeiterin im Gesundheitspark München, leitet Koronargruppen und hält Seminare zur Verbesserung und Aufrechterhaltung der psycho-physischen Gesundheit. Zudem schreibt Gabi Hoffbauer als freie Autorin für verschiedene Verlage und Zeitschriften, die sich mit Themen aus ihren Spezialgebieten befassen.

Haftungsausschluss

Die Inhalte dieses Buches sind sorgfältig recherchiert und erarbeitet worden. Dennoch können weder die Autorin noch der Verlag für die Angaben in diesem Buch eine Haftung übernehmen.

Bildnachweis

Bavaria Bildagentur GmbH & Co. KG, Gauting/München: 2 (VCL), 8 (J.G.), 71 (VCL), 76 (VCL), 114 (H.H.), 120 (FPG); Bilderberg Archiv der Fotografen GmbH, Hamburg: 57 (Horacek); Focus Presse- u. Photoagentur GmbH, Hamburg: 4 (Pasieka/Science Photo Library), 15 (GJLP-CNRI/Science Photo Library), 17 (Pasieka/Science Photo Library), 30 (Quest/Science Photo Library), 46 (Pasieka/Science Photo Library), 102 (Ottawa EOS/Agentur Focus); FOOD Archiv, München: 5 (Fischer); Forum Schilddrüse e.V., Hamburg: 107; Image Bank Bildagentur GmbH, München: 7/117 (Hunt), 38 (de Lossy), 59 (Cadge), 65 (Salas), 130 (Maas), 136 (Hamilton); Mauritius Die Bildagentur GmbH, Mittenwald: 6/29 (SST), 40 (Poehlmann), 79 (Auli), 87 (Lehner), 89 (HCM), 92 (Mitterer), 96 (Habel), 126 (Hubatka); Bildarchiv OKAPIA KG, Berlin: 34 (Meadows/Arnold, Inc.), 63 (McCoy/Rainbow); Photo Disc, Hamburg/Seattle: 24; Studio für Illustration und Fotografie Sascha Wuillemet, München: 10, 11; zefa media visual gmbH, Frankfurt: 18 (Keller), 54 (Sharpshooters), 55 (Sharpshooters), 56 (Rossi)
Titelbild: Peter Gross, München
Umschlagrückseite: Image Bank Bildagentur GmbH, München: Wallach.

Literatur

Bruker, Max O./Gutjahr, Ilse: Störungen der Schilddrüse. emu-Verlag Ernährung-Medizin-Umwelt. Lahnstein, 1996

Kovacs, Heike: Natürliche Regulierung der Schilddrüse. Verlagshaus Goethestraße. München, 1995

Mödder, Gynter: Erkrankungen der Schilddrüse. Springer-Verlag. Berlin, 1998

Pfannenstiel, Peter/Hotze, Lothar A.: Wirksame Hilfe bei kranker Schilddrüse. TRIAS-Thieme Hippokrates Enke. Stuttgart, 1997

Vollmer, Helga: Die Schilddrüse, das launische Organ. Ehrenwirth Verlag. München, 1996

Impressum

Es ist nicht gestattet, Abbildungen und Texte dieses Buches zu digitalisieren, auf PCs oder CDs zu speichern oder auf PCs/Computern zu verändern oder einzeln oder zusammen mit anderen Bildvorlagen/Texten zu manipulieren, es sei denn mit schriftlicher Genehmigung des Verlages.

Weltbild Buchverlag
© 1999 Weltbild Verlag GmbH, Augsburg
3. Auflage 2000
Alle Rechte vorbehalten

Redaktion: Stephan Kraft/Ursula Klocker
Bildredaktion: Ute Euerkuchen
Umschlag: Peter Gross, München
Layout: Fischer's DTP-Studio, München
DTP/Satz: KL-Grafik Klaus Lutsch, München
Reproduktion: Repro Ludwig, Zell a. See
Druck und Bindung: Offizin Andersen Nexö – ein Betrieb der INTERDRUCK Graphischer Großbetrieb GmbH, Leipzig

Gedruckt auf chlorfrei gebleichtem Papier

Printed in Germany

ISBN 3-89604-760-4

Register

Abwehrzellen 84
Acetylsalicylsäure 80f.
Adenom 137
Agranulozytose 124
Akropachie 116, 120
Akupunktur 96
Akute Thyreoiditis 77
Algenpräparate 103
Alkohol 131
Alter 90
Amiodaron 84
Anamnese 18, 137
Angina pectoris 137
Angst 89
Antibiotika 78
Areale 35
Arterielle Hypertonie 86
Aspirin 81
Asthma 127
Atemnot 116, 129
Atemschwäche 69
Atemstörungen 39
Atemwegsinfektion 79
Augensalbe 133
Augensymptome 132
Augentränen 119
Augentropfen 103
Augentropfen 133
Autoantikörper 70, 82f., 137
Autogenes Training 77, 94
Autoimmunerkrankung 82, 115, 137
Autoimmun-Thyreoiditis 27, 77ff.
Autonome Bezirke 50, 97
Autonome Schilddrüsen-
  zellen 98f.

Autonome Zellen 107
Autonomes Adenom 31, 101, 137

Bakterielle Thyreoiditis 78
Baldrian 113
Basedow-Augen 117
Basedow-Krankheit 91, 94, 115ff.
Bauchkrämpfe 87
Beschwerden 67
Besenginster 113
Bestrahlung 135f.
Beta-Rezeptoren-Blocker 105, 127
Bewusstseinstrübung 69
Blutdruck 86
Bluthochdruck 86, 134
Blutkreislauf 12, 98
Blutsenkung 79
Brot 62

Carbimazol 104f., 125
Checkliste 20f.
Cholesterin 67, 137
Chronische Thyreoiditis 77
Computertomographie 37, 122

Darm 87f.
De Quervain-Thyreoiditis 79ff.
Depression 89
Diagnostik 137
Diclofenac 81
Disseminierte Autonomie 100
Disstress 75f.
Doppelbilder 119
Druckgefühl 41
Druckschmerzen 77
Durchblutungsstörungen 61
Durchfall 49

Echter Steinsamen 113
Eiweißträger 12
Endokrine Orbitopathie 117ff.
Engegefühl 41
Entspannungskassette 76
Entwöhnung 95f.
Enzyme 137
Ermüdung 117
Eustress 75
Euthyreose 137
Eutonie 94
Exophtalmus 137

Fehlgeburten 57
Feinnadelpunktion 30ff., 83
Fettstoffwechselstörung 74
Fieber 124
Fisch 114
Follikel 137
Fortpflanzung 90
Frühgeburten 57
Funktionsstörung 10

Gammakamera 35
Gemüse 130
Gewebeprobe 32
Gewichtszunahme 134
Glandula thyreoidea 10
Gliederschmerzen 79
Glukokortikoide 133, 135

Haarausfall 125
Haare 88
Halbwertzeit 138
Halluzination 89
Halsentzündung 78
Halsschmerzen 124
Halsumfang 19, 38
Halsweh 79
Hashimoto-Thyreoiditis 82ff.
Haut 88
Hautausschlag 125

Stichwortverzeichnis

Heiserkeit 111
Herz 86f.
Herzgespannkraut 113
Herzinfarkt 67
Herzschlag 49
Herzschwäche 86
Hirnanhangsdrüse (Hypophyse) 16, 24
Hormone 12, 97f.
Hormonmangel 71
Hormonpräparate 72
Hormonspiegel 45, 72
Hormontabletten 77
Hormontherapie 72
Humanes Choriongonadotropin (hCG) 54f.
Husten 79
Hyperplasie 40
Hyperthyreose 138
Hypertrophie 40
Hypothalamus 16
Hypothyreose 62ff., 85ff., 138
Hypothyreotes Koma 68f.

Immunogene Hyperthyreose 115ff.
Immunsystem 115
Interferon 84
Interleukin II 84
Isthmus 10

Jod 11ff., 40, 47, 60, 92
Jodakne 48
Jodgehalt 61
Jodid 47f., 58
Jodidtabletten 109
Jodmangel 13, 26, 39, 55, 58f., 61
Jodmangelkropf 99
Jodsalz 60
Jodtabletten 58
Jodverlust 59

Kaffee 131
Kälteempfindlichkeit 73
Kalziumstoffwechsel 111
Käse 62
Kehlkopfkrebs 95
Kernspintomographie 37, 122, 138
Knochen 88
Knochenmark 125
Knoten 29f., 35, 43, 101
Knotendiagnostik 31
Knotenstruma 50f.
Kolloid 11, 138
Kontrastmittel 98
Kopfschmerzen 125
Koronare Herzkrankheit 138
Kortison 81
Kortisonbehandlung 128, 133ff.
Krebsbekämpfung 84
Kreislauf 86f.
Kropf (Struma) 30f., 38ff.
Kropfband 40
Kropfoperation 51f.
Kropftherapie 53

Latente Hyperthyreose 93
Latente Hypothyreose 70, 74f.
Latente Schilddrüsenautonomie 99, 102ff.
Leistungsabfall 65
Leukopenie 124
Leukozyten 124
Levothyroxin 48ff., 71, 73, 102, 108, 111f., 138
Lichtempfindlichkeit 118f.
Low-T3-Syndrom 26
Lungekrebs 95
Lymphozyten 117

Magen 87f.
Magenbeschwerden 87
Magen-Darm-Beschwerden 125

Maligne Tumoren 43
Manifeste Hyperthyreose 93
Manifeste Hypothyreose 70
Manifeste Schilddrüsenautonomie 100, 104
Medikamente 44, 105, 113
Meditation 77, 94
Melisse 113
Menstruationsbeschwerden 90
Mikrosomale Antikörper (MAK) 82
Mineralwasser 62
Missbildungen 57
Monatsblutung 90
Multiifokale Autonomie 100
Muskelabbau 134
Muskelbeschwerden 73
Muskelkrämpfe 52, 111
Muskeln 88
Muskelschwäche 88
Myxödem 116, 119, 138

Nachblutung 110
Nebenschilddrüsen 52, 111
Nerven 89
Nervensystem 66
Nervosität 49, 89
Nesselsucht 125
Neuraltherapie nach Huneke 53
Nikotin 94
Nikotinkaugummi 96
Nikotinpflaster 95
Normalwerte 25
Nuklearmedizinische Untersuchung 33

Objektträger 32
Obst 130
Ödem 86, 139
Ohrenentzündung 78
Operation 44, 105

Stichwortverzeichnis

Orbitopathie 139
Osteoporose 88
Östrogene 54

Palpitation 87
Plazenta 54f.
Postpartum-Thyreoiditis 56
Progressive Muskelentspannung nach Jacobsen 94
Propranolol 127
Propylthiouracil 104, 126
Psyche 66
Pubertät 74
Pulsschlag 91f.

Qi Gong 77

Radioaktives Jod 34f., 106
Radiojodtest 108
Radiojodtherapie 44, 50f., 53, 104ff.
Rauchen 94f.
Raucherentwöhnung 94ff.
Rezeptoren 14
Rezidivprophylaxe 52, 139
Rohkost 60, 130
Röntgenaufnahme 37

Salat 60
Schallwellen 28
Schichtaufnahme 37
Schilddrüsenantikörper 27f.
Schilddrüsenautonomie 49, 58, 91, 97ff., 139
Schilddrüsenentzündungen (Thyreoiditiden) 63, 77, 82
Schilddrüsenfollikel 10
Schilddrüsenhormone 10ff., 15f., 25, 54f., 85ff.
Schilddrüsenkrebs 43
Schilddrüsenlappen 10
Schilddrüsenperoxidase 82, 120

Schilddrüsen-Rezeptor-Antikörper (TRAK) 120
Schilddrüsentumor 50
Schilddrüsenüberfunktion 57f., 85ff., 94
Schilddrüsenunterfunktion 56, 62ff.
Schilddrüsenzellen 10
Schlaf 131, 133
Schlaganfall 61
Schluckbeschwerden 116
Schluckstörungen 39, 129
Schnupfen 79
Schwangerschaft 54ff.
Schwangerschaftshyperthyreose 55
Seele 89
Sehstörung 117
Sensibilitätsstörungen 111
Sonographie 28, 109
Sonographie-Bildschirm 29
Spezialstation 108
Sport 77, 131
Steuerungshormon 17
Stimmbandnerv (Nervus recurrens) 111
Stoffwechsel 87f.
Strahlenbelastung 34
Stress 75
Stressbewältigung 76f.
Struma diffusa 47f.
Struma nodosa 41
Stuhlgang 87
Subakutes Thyreoiditis 77
Subklinische Hypothyreose 74
Suppressions-Szintigraphie 36, 102
Szintigraphie 33, 43, 101f., 109, 139

Tai Chi 77
Technetium 35f.

Technetium-Szintigraphie 34
Tetrajodthyronin (Thyroxin, T4)) 11f., 25, 45, 47, 56, 69ff., 81, 93, 120, 126, 139
Thiamazol 104f., 125
Thyreoglobulin 11, 120, 140
Thyreoideaperoxidase (TPO) 82
Thyreostatika 57, 63f., 104, 123, 126
Thyreotoxische Krise 39, 91ff.
Thyreozyten 10, 140
Thyroxineinnahme 26
Thyroxintabletten 46
TRH 16, 23f., 140
Transporteiweiß 12
Trijodthyronin (T3) 11f., 25, 69ff., 93, 120, 139
TSH (Thyreotropin) 16f., 22f., 36, 45, 70, 140
Tumor 110

Ultraschalluntersuchung 25, 28f., 43
Unifokale Autonomie 100
Unsicherheit 89

Vergiftung 46
Vernarbungen 136
Voltaren 81

Wachstumshormon 14
Wassereinlagerung 134
Wolfsfuß 113
Wurst 62

Yoga 76, 94

Zittern (Tremor) 22, 89, 140
Zwischenhirnhormon 23
Zyklusstörungen 90
Zysten 29f., 51, 140